신나고 행복한 장·노년 보내기

베하스(BeHaS)운동프로그램

신나고 행복한 장·노년 보내기
베하스(BeHaS)운동프로그램

지은이 김종임
발행일 2021년 2월 20일 **발행인** 이진숙
펴낸곳 궁미디어(충남대학교출판문화원) **주소** 대전광역시 유성구 대학로 99
전화 042-821-6045 **홈페이지** http://www.cnupress.co.kr
E-mail cnupress@cnu.ac.kr

ISBN 979-11-6503-122-0 93510
값 12,000원

신나고 행복한 장·노년 보내기

베하스(BeHaS)운동프로그램

김종임 마르타

충남대학교 간호대학 교수
충남대학교 간호대학 베하스(BeHaS)교육연구센터장

궁미디어
GUNGMEDIA

인간이 마음으로 앞길을 계획하여도
그의 발걸음을 이끄시는 분은
주님이시다

잠언 16장 9절

들어가면서

질병은 소리 없이 제게 다가왔습니다.
물론
벼락처럼 갑자기 들이닥친 게 아니라
여러 가지 소소한 증상들이 있었으나 몸의 신호는 무시하고, 하고 싶은 일에 매달리면서 '이 일이 끝나면 좀 쉬면 될 거야' 하고 지냈습니다.

매일 일상에서 저를 잘 지켜 주십사고 기도는 빼먹지 않고 하였고, 그래서 '나는 소중한 일을 열심히 하니 언제나 축복해 주실 것'이라는 든든한 마음을 가지고 있었습니다.

늘 입에 달고 다니는 '신체건강을 위해 매일 운동하기'는 조금씩 실천하며 무리한 일정을 추진하고, 목표한 성과를 이루는 기쁨을 누렸습니다.

그러나 나이가 들면서 고혈압도 발생하였고, 고기와 기름에 볶고 튀긴 음식을 좋아하는 생활습관때문에 고지혈증 진단을 받았습니다. 목과 등이 뻐근하면서 아파도 신나게 일하고 있던 어느 날, 운전할 수 없을 정도의 어깨와 등의 통증으로 고생하다가 목디스크 진단을 받았습니다.

진단과정에서 좌측 팔의 삼두근이 거의 없는 상태라는 것도 알았습니다. 교과서에 있는 그대로 근력운동을 하지 않으면 살아있는 사람의 근육이 순식간에 사라지는 것을 경험하였습니다.

저는 관절염 환자를 위한 수중운동 프로그램, 만성질환을 가진 분들의 건강하고 행복한 베하스(BeHaS)운동 프로그램을 개발하여 보급하고 있으며 충남대학교 간호대학에서 신체활동간호를 강의하고 있는 교수로서 2012년부터 충남대학교 간호대학 베하스교육연구센터장을 맡고있습니다.

새삼 올바른 생활습관을 열심히 지키지 않음을 반성하면서 건강을 위해 실행해야할 목록을 작성하고 실천에 옮기기 시작하였습니다. 그러나 이것을 실천하는 데에는 간절한 기도가 없이는 거의 불가능하였습니다. 건강을 원하는 이유를 생각해보고, 간절히 기도하는 것을 통해 운동이나 신체활동을 할 수 있게 되고 지속할 수 있다는 것을 체험하였기 때문입니다. 그 기도는 통증이 있어도 나를 살아가게 지탱해주고 심리적인 상처에도 일어나는 힘을 주었습니다.

신체적 어려움을 통해 여러 인간관계속에서 심리적 상처도 받을 수 있으며 자존감이 흔들리고 무너지는 경험을 모두가 다 경험하게 됩니다. 그러나 모든 사람들이 자존감을 다시 세우고 당당하게 살아가는 것은 아닙니다. 낮아진 자존감을 높이는 것은 쉬운 일이 아니기 때문입니다.

베하스(BeHaS)운동 프로그램은 기쁘고 건강한 삶을 위하여 생명존중, 타인배려, 자존감 향상을 베하스(BeHaS)기본 정신으로 하여 몸과 마음을 건강하게 유지 증진하는 생명사랑 운동 프로그램입니다.

구성내용은 건강한 생활습관, 질병관리 교육, 운동과 신체활동, 자존감을 증진시키는 데 초점을 두고 있습니다.

돌아보면 우리는 무엇인가 했던 사람이고, 무엇인가 하고 있으며 아직도 무엇인가 할 사람이라는 것을 알게 됩니다. 우리 마음 안에는 희망, 꿋꿋함, 사랑, 너그러움, 기쁨, 꿈과 나를 소중하고 귀하게 여기는 자존감이 있기 때문입니다.

이 책에는 장년과 노년의 건강하고 행복한 삶을 위해 필요한 내용들이 보석같이 들어있습니다. 많은 날들을 기쁘고 건강하게 살기를 바란다면 간절한 기도와 함께 작은 노력이 필요합니다.

점차 노화과정이 진행되는 몸을 강건하게 만들고, 우울하고 쳐진 마음을 기쁨으로 두근거리게 만드는 시간을 갖고 싶으신 분들은 베하스(BeHaS)운동프로그램에 노크를 해보시면 어떨까요?

2021년 2월
충남대학교 간호대학 교수
충남대학교 간호대학 베하스(BeHaS)교육연구센터장
김종임 마르타 드림

추천의 글

제가 아는 김종임 교수님은 행복한 사람이다. 어떤 사람이 행복한 사람일까? 사람은 자신이 사랑을 받고 다시금 사랑을 할 때 행복이 무엇인지를 알아간다. 행복은 갖춰지고 완성된 상태를 갖게 되는 것이 아니다. 행복은 행복이 무엇인지를 알아가는 과정이 주는 가슴 찡한 깨달음이다. 그런 의미에서 교수님은 행복한 사람이다.

교수님을 처음 뵈었을 때, 그 모습이, 인생의 노련함을 애써 내비치려는 어른의 모습이 아니었다. 초롱초롱 새로운 꿈과 생각을 품어내는 봄빛 소녀였다. 그리고 만남이 이어질수록, 그 꿈과 생각이 늘 다른 사람을 향한 사랑의 언어라는 것을 알게 되었다. 늘 교수님 품에는 사랑이 담겨져 있었고, 그 사랑을 내어주려 했다. 그래서 교수님은 행복한 사람이다.

교수님을 만나면 늘 이야기가 있다. 이야기가 있다는 것은 끊임없이 사람을 만나고 있다는 것을 말해준다. 이야기가 있는 만남에는 따뜻함이 있다. 교수님이 쓰신 이 책은 '베하스' 정보를 소개하는 글이지만, 이속에는 이야기가 있고 따스함이 담겨 있다. 어릴 적 아버지의 이야기에서 교수님은 마음속에 사랑을 차곡차곡 쌓으셨다. 그리고 아파하는 사람들을 만나는 이야기 속에는 그 사랑을 내어주고 있다. 그래서 이 책은 우리에게 행복을 알아가는 과정을 보여준다.

사람이 인생을 살아가면서 항상 건강하고 행복하면 좋겠지만 그럴 수만은 없다. 몸이 아프고 마음이 아프고 그러면서 자신의 가치를 잃어간다. 그러면서 자신을 탓하고 나아가 누군가를 탓하려는 마음이 생겨난다. 그런데 아우구스티노 성인은 '복된 탓'이라고 말했다. 그것은 탓에만 머물지 않게 되었다는 말이다. 오히려 새로운 삶이 되고, 인생이 넓어지고, 사랑이 깊어졌음을 고백하는 것이다.

교수님이 말하는 '베하스'는 행복하고 건강해지자는 말이다. 일상의 행복과 건강에 감사하지 못하며 살아가는 사람은 탓하는 마음들이 모여진다. 어느 날 행복과 건강을 잃었음을 알게 될 때 그 탓이 자신을 향한 큰 자책으로 돌아온다. 그러나 '베하스'는 고맙게도 그 탓을 '복된 탓'이 되게 한다. 잊고 있었던 행복과 잃었던 건강을 깨닫고 회복하게 한다. 다시금 자신을 사랑하게 한다.

그 시작은 사랑이어야 한다. 사람만한 약이 또 있을까? 아니 사람이 약이 되어야 한다. 그래야 탓이 복으로 바뀐다. 베하스를 전해주는 사람은 사랑이 있는 사람이어야 한다. 다친(닫힌) 이의 마음을 어루만지는 사랑이 새로운 삶을 시작하게 한다.

교수님의 사랑에서 시작된 '베하스'는 아팠던 사람이 다시금 사랑할 수 있게 할 것이다. 그래서 다시금 행복해지게 할 것이다. '베하스'는 행복해지고 건강해지고 싶은 분들에게 좋은 선물이 될 것이다. 그리고 베하스를 전해주는 이들에게는 기쁨이 될 것이다. 왜냐? '베하스' 속에는 사랑이 있기 때문이다.

대전 가톨릭 평화방송 사장
백 현 바오로 신부

목 차

1부. 기도하며 운동하기

2부. 베하스(BeHaS)운동 프로그램 알기

B e H a p p y

3부. 베하스(BeHaS)운동

부록

Be
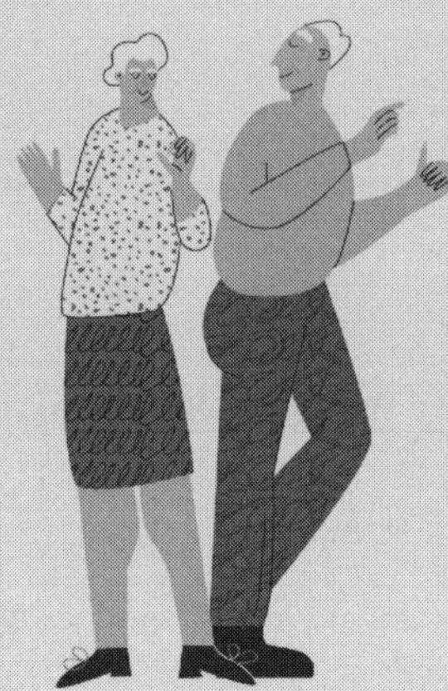
Happy and Strong

1부 기도하며 운동하기

1 기도하며 운동하기

1. 간절함은 건강을 회복시킨다.
2. 수시로 자신의 몸상태를 체크해보기
3. 습관적인 신체활동과 운동은 보약보다 좋다.
4. 성공적인 약물복용 실천하기

1. 간절함은 건강을 회복시킨다.

기도는 간절함을 가지고 시작한다. 누구나 생각지도 않은 질병을 진단받았을 때, 예상치 않았던 일이 벌어졌을 때, 무엇인가 사람이 할 수 없는 결과를 바랄 때 아주 간절한 기도를 저절로 올리게 된다.

내가 초등학교 2학년 때 아버지는 몹시 편찮으셨고 늘 방에 누워 계셨던 것을 아렴풋이 기억을 한다. 그 당시 아버지는 심한 관절염 통증으로 잘 걷지 못하고 기어가다시피하여 대흥동성당 새벽미사를 참석하셨다고 하셨다. 성당에 가셔서 예수님께 '도대체 왜 나에게 이렇게 하시는 것이냐.'고 따지시기도 했고 우시기도 했으며, 이 어려운 시기를 도와주시기를 간절히 기도하고 오셨다고 하셨다. 아버지께서는 고통스럽고 힘든 시기를 지내시면서 '나를 건강하게 일으켜 세우시고 내 가족과 함께 살 수 있도록 도와 달라'는 피눈물나는 기도를 하시며 매일 성당을 오가며 걷는 운동을 하셨다. 아버지의 건강은 서서히 회복되었고 다시 작은 의원을 개업하셨는데 환자에게 주사를 놓으시기 전에 반드시 주사바늘로 십자가를 긋고 기도를 하셨던 아버지의 삶속에서 간절한 기도의 응답은 항상 좋은 결과를 가져오며 간절한 기도와 운동은 따로 생각할 수가 없는 삶의 지혜라는 것을 알게 되었다.

나는 몇 년 동안 컴퓨터로 논문 및 각종 자료를 만드는 작업을 신나게 하였는데 어느 날 등과 어깨에 뻐근한 통증이 퍼지며 팔과 어깨의 움직임이 어려워졌다. 심한 통증으로 입원하여 목 디스크로 진단을 받았지만 수술을 할 수 없는 상태가 되어 진통제 없이 날밤을 새우면서 '저를 살려주십시오. 저를 도와주십시오', 하고 간절히 기도를 하였다. 통증이 심해도 의사의 권유로 적극적인 치료와 지속적인 바른 자세유지, 꾸준한 운동실천 덕분에 목 디스크로 인한 어려움을 잘 극복하였다. 그 여세를 몰아 건강한 생활습관을 해보자고 결심을 하였는데 그 이유는 이미 중년이후에 진단받은 고혈압과 더불어 고지혈증 진단을 받았기 때문이다.

처음에는 **'매일 적절한 운동을 하기'**를 실천하는 일이 쉬었다. 그러나 30년 이상 지속된 잘못된 생활습관이 내 일상생활에 굳어져 있어 나와 한 몸이 되어있었다. 굳게 결심한 **'매일 야채와 단백질 섭취를 하기'**도, **"매일 적절한 운동하기"**도 쉽게 바꿀 수 없었다. 결국 야심차게 시작한 건강한 생활습관 만들기는 허무하게도 두 달 만에 중단하였다.

정말로 간절히 원하는 마음이 없었기 때문이다. 이때 나는 건강을 위해 무엇인가 실행하기 전에 먼저 간절한 기도를 하였다. '저는 이제까지 방만하게 살아왔던 것을 뉘우칩니다. 저는 좋지않은 음식을 너무 많이 먹고, 잘 움직이지 않아서 위험한 질병을 가지고 있습니다. 지금 약을 복용하고 있지만 저도 노력하여 애초에 제게 주신 눈부신 건강을 회복하고 싶습니다. 그러니 제가 포기하지 않도록 저를 붙잡아주십시오. 아멘.'

때로 그 어려움을 다 극복하고 성공했냐고 묻는 분이 있는 데 사실 나와 한 몸이 된 생활습관을 버리기는 쉽지 않았다. 따라서 현재도 기도하면서 근력운동과 유산소운동 특히 베하스(BeHaS)운동을 지속적으로 하고 있다.

신기하게도 간절히 기도를 하면서 운동을 하면 지속적으로 운동이 가능한 것을 체험하였으니, 살아있는 동안은 기도하면서 꾸준히 운동을 할 것이다.

2. 수시로 자신의 몸상태를 체크해보기

■ 내가 가진 질환은 무엇인가?

이 질문은 베하스(BeHaS)운동프로그램을 시작하기 전에 스스로에게 하는 것이 좋다.

혈압, 체중, 복부둘레, 총콜레스테롤, 저밀도 콜레스테롤, 고밀도 콜레스테롤, 중성지방, 혈당 등은 정상인지 규칙적으로 측정해보고 기억해야한다. 또 관절염이나 허리나 어깨의 통증이 있는지, 어지러움증이 있는지, 자주 넘어지거나 손의 힘이 떨어졌는지를 체크해보는 것도 중요하다.

현재 이 글을 읽고 계시는 분의 몸 상태를 평가하는 방법이 있다.

1. 핸드폰의 초시계를 켜놓고 3미터를 걷는 시간을 측정한다.

( )초

2. 양손의 엄지와 검지로 종아리를 둘러 잡아본다

1) 헐렁하다. ( )

2) 꽉 찼다. ( )

3) 양손가락이 서로 닿지 않는다. ( )

3. 의자에 앉았다 일어나기를 5회 반복하는 시간을 측정한다.

( )초

만일 3미터를 걸을 때 10초 이상이 넘거나, 양손의 엄지와 검지로 종아리를 둘러 잡았을 때 헐렁하거나, 의자에 앉았다 일어나기를 5회 반복하는 시간이 15초가 넘으면, 일단 다리의 근육이 부족하거나 근육의 힘이 감소한 것을 의심해 볼 수 있다.

길을 걷다가 갑자기 다리의 힘이 푹 빠지는 듯 한 느낌이 든다던가, 길을 걷다가 어이없게 넘어졌다면 우리 몸의 평형감각이 감소하고, 근육이 감소한 결과일 수 있다. 이것은 노화과정에 따른 자연스런 변화가 아니다. 잘 움직이지 않고 잘 걷지 않는 습관, 즉 자동차, 에스컬레이터, 엘리베이터를 타는데 익숙한 우리의 생활습관은 중년이후에 우리 몸의 근육을 감소시킨다. 특히 하체의 근육이 부실하면 걷거나 뛰거나 신체를 움직이는 일상생활 활동이 어렵게 되며, 쉽게 넘어져 고관절 골절로 고통을 받을 수 있는데 노년층에 발생하는 고관절 골절 후 1년 이내 사망률은 약 10~36% 정도로 높은 편이다[1].

이번에는 윗몸일으키기를 통해 자신의 몸상태를 알아볼 수 있다.

윗몸일으키기의 체력평가 기준[2]을 토대로 연령별 분당 윗몸일으키기 평가기준은 다음과 같다.

연령	여성	남성
50세~54세	9~19회/1분이상	23~31회/1분이상
55세~59세	4~13회/1분이상	21~29회/1분이상
60세~64세	4~12회/1분이상	16~25회/1분이상
65세 이상	3~6회/1분이상	7~16회/1분이상

체력평가기준에 맞추기위해 장, 노년인 경우 갑자기 운동을 강도 높게 시작하는 것은 위험할 수 있으니 서서히 운동시간과 운동강도를 높이는 것이 필요하다.

또한 어느날 설거지하면서 그릇을 놓쳐서 깨뜨리거나 각종 음료 팩을 잘 찢지 못할 때가 있다. 이는 악력이 떨어진 것이다.

손과 손가락으로 잡는 힘은 악력(grip strength)이라고 한다. 악력은 우리 몸의 근력을 알 수 있는 지표로서, 악력이 높으면 심혈관질환 위험율이 감소한다[3]. 또한 손가락으로 무엇을 잡아찢거나, 잡는 힘은 잡기력(pinch pressure)라고 한다. 손이나 손가락 사용을 적게 하는 세탁기 사용, 이미 조리된 음식 사용, 컴퓨터 사용 등은 잡기력과 악력의 힘을 감소시킬 수 있다.

사람의 몸은 누구나 공평하게 노화과정을 거치고 쇠약해지지만 근육량을 유지하도록 매일 근력운동도 해야 한다. 악력과 잡기력을 지속하려면 하루 30회 이상의 악력기 운동, 성경쓰기, 손으로 양말이나 걸레 빨고 쥐어짜기, 음식하기 등이 있으나 이때도 간절한 기도가 필요하다.

'주님!

저는 오늘도 30회 이상 악력기를 쥐었다 폈다 하면서 운동하도록 도와주십시오. 이 손으로 일상의 일들을 잘 할 수 있게 하여주시고 또한 이손으로 남을 도울 수 있도록 이끌어주십시오. 아멘.'

이렇게 악력운동을 하는 목적은 바로 오늘 하루를 귀하게 살아보는데 있다. 귀하게 산다는 것은 의도하지 않았더라도 누군가 나에게 말이나 눈빛으로 화나게 해도 나는 말없이 그를 용서하는 것 일 수 있다.

3. 습관적인 신체활동과 운동은 보약보다 좋다.

우리는 몸에 좋다는 보약을 자주 먹는다. 그러나 습관적으로 수행하는 신체활동과 운동은 보약보다 좋다. 습관적인 신체활동을 하는 것이 중, 장년기부터 노년의 건강관리에 매우 중요하다는 것을 아는 사람들은 습관적인 신체활동을 실행하는 것이 얼마나 어려운지도 알고 있다.

그런데 신체활동과 운동은 어떻게 다를까?[4]

신체활동은 다음과 같다.

신체활동은 에너지 소비를 초래하는 골격근에 의한 신체적 움직임 모두를 포함하는데 여가활동, 가사활동, 직업활동, 이동활동 등이 모두 포함되는 활동을 의미한다. 운동을 포함하는 포괄적 개념이다.

운동은 다음과 같다.

운동은 하나이상의 체력요인(심폐지구력, 근력, 근지구력, 유연성, 평형성 등)이나 신체조성상태(근육량, 지방량, 신체질량지수 등)을 개선하고 유지하기 위해 반복적으로 시행하는 구조화된 신체활동을 말한다. 따라서 운동은 신체활동에 포함이 된다.

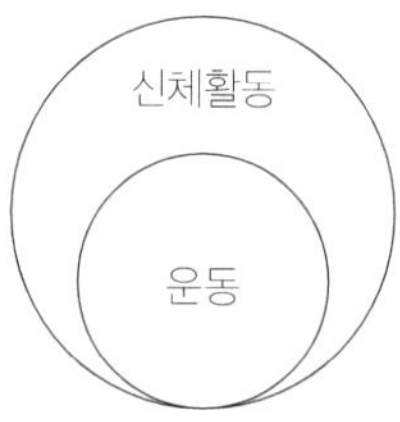

따라서 운동은 신체활동의 일부임을 알아야한다.

현재 당뇨병, 고혈압, 고지혈증, 비만 등 생활습관병을 한 가지라도 가지고 있으면 건강을 유지 증진을 위해 일상생활에서 규칙적인 신체활동과 운동을 하는 것은 매우 중요하다.

규칙적인 신체활동이란 중강도 신체활동을 주 5일 이상(일일 총 시간이 최소 30분 이상: 최소 10분 단위로 누적 30분 이상 또는 연속 30분)하거나, 고강도 신체활동을 주 3회 이상(1회 최소 20분 이상) 한다면 규칙적인 신체활동을 한다고 볼 수 있다[5]. 중강도 운동은 현재 운동이나 신체활동을 하고있는 중에 옆 사람과 대화를 할 수 있는 정도의 운동을 말한다.

규칙적인 신체활동은 심장질환과 뇌졸중, 비만, 당뇨병, 고혈압 등의 만성질환을 예방하며 우울과 스트레스를 감소시켜주며 수면을 증진시키고 대장암, 유방암 예방에도 효과적이라고 알려져 있다. 규칙적인 신체활동을 하는 사람은 스트레스가 적고 즐거움을 잘 누리는 사람이다. 습관적으로 신체활동을 하는 것과 규칙적으로 나에게 맞는 운동을 하는 것은 행복한 삶을 위해 정말 중요한 일이다.

쉽게 할 수 있는 생활 속 신체활동은 다음과 같다.

ˎ모임이나 식사는 버스나 지하철을 타고 가기

ˎ버스나 지하철 기다릴 때 벽에 손을 대고 까치발 들어보기

ˎ가까운 거리는 걸어가기

ˎ고층아파트에 갈때는 2층이나 3층을 걸어올라가서 엘리베이터 타기

ˎ가능하면 집에서 멀리 주차하기

ˎTV 시청중에 중에 악력기 사용하거나 제자리 걷기 하기

ˎ핸드폰에 있는 건강운동앱을 이용하기

ˎ신나게 노래하기

、컴퓨터 활용 작업을 할때 1시간에 15분 정도는 일어나서 움직이기
、베하스(BeHaS)운동프로그램에서 배운 운동을 수시로 해보기

이러한 신체활동을 매일 실천하는 습관으로 바꾸는 것은 굳은 결심이 필요하다. 어떻게 하는 것이 좋을지 구체적 전략을 보면 다음과 같다.

1. 매일 하고자하는 운동량을 결정한다.
2. 운동방법을 결정한다.
3. 혼자 혹은 함께 할 수 있는 사람을 결정한다.
4. 운동을 할 수 없을 때 이를 극복할 수 있는 방안을 설정한다.
5. 스스로 운동의 효과를 측정해본다.

매일 저녁 자기 전에 오늘은 얼마만큼 결심한 것을 실천했는지 확인해 보고, 적어도 2가지 정도라도 실천이 되지 않았으면 간절히 기도를 시작한다. 2가지 이상 잘 실천을 하셨으면 자기 전에 감사기도를 드린다. 또한 잘 실천한 자신에게도 칭찬을 해야 한다.

'오늘 나는 정말 잘했네.
매일 꾸준히 하면 근력을 유지할 수 있겠네.
멋지게 보낸 하루였네.'

만약에 실천하지 못했어도 자신을 격려해야한다.
'오늘 나는 계획한 것을 다 못했네.
오늘은 일이 있어서 못했지만 내일부터 정말 다시 잘 시행해봐야 겠네.
오늘도 잘 살았지만 내일 다시 힘내자. 파이팅!.'

중장년이후에는 실제로 하루 30분~1시간동안 빠르게 걷기운동, 유연성 운동과 근력운동을 하는 것은 대단히 중요하다. 그러나 30분이상 지속적으

로 운동하기 어렵다면 10분씩 하루 3번 정도 운동하는 것도 운동의 효과가 있다고 알려져 있다.

사람의 근육은 40세가 넘으면 매년 1%씩 감소를 하게 되며 60세가 되면 40세보다 20%의 근육이 감소된다. 따라서 나이가 들어서 옷이 헐렁해지는 것은 근육이 감소했다는 간접적 증거인데 이것을 날씬해졌다고 좋아하면 안 된다. 근육이 감소하면 심혈관질환과 각종 질환의 발생율이 높아지는 경향을 여러 연구에서 볼 수 있다.

요즈음 많이 진단받는 이상지질혈증은 혈액중 총 콜레스테롤이나 나쁜 콜레스테롤(LDL 콜레스테롤)이 높은 경우, 중성지방이 높은 경우, 좋은 콜레스테롤(HDL 콜레스테롤)이 낮은 경우를 말한다[6].

다음의 표를 보고 자신의 혈액내 지질상태를 확인하는 것은 생활습관 개선의 시작이다.

정상적인 혈중 지질 수치		
내용	**정상수치**	**본인의 수치**
총콜레스테롤	200 mg/dL 이하	
LDL 콜레스테롤	130 mg/dL 이하	
HDL 콜레스테롤	60 mg/dL 이상	
중성지방	150 mg/dL 이하	

특히 고혈압, 당뇨병, 고중성지방혈증 등을 치료하는 약은 의사의 판단 없이 중단해서는 아주 위험하다. 이러한 만성질병은 약물복용도 매우 중요하지만 습관적인 신체활동, 꾸준한 운동, 스트레스관리, 식이요법 등을 함께 지속하는 것도 중요하다.

베하스(BeHaS)운동 프로그램에 있는 운동을 매일하는 것도 좋다. 왜냐하면 중장년부터 노년까지 자신에게 적절하게 유연성운동, 근력운동을 할 수 있으며 이 운동중의 일부는 혼자서도 가능하며 집단으로도 가능하기 때문이다.

4. 성공적인 약물복용 실천하기

중장년이 지나면서 노년에 이르기까지 많은 사람들이 여러가지 만성질환을 진단받고, 의사가 처방한 약을 복용하게 된다. 나이가 들수록 여러 종류의 질환이 발생할 수 있기 때문에 여러 개의 약물을 복용할 수밖에 없는 상황이 될 수 있다. 약물복용을 잘 한다는 것은 만성질환관리를 성공적으로 하고 있다는 것이다.

약물복용을 잘 하는 방법은 다음과 같다.

1. **복용하는 약물의 이름과 약물 복용목적을 알고 있어야 한다.** 자신이 복용하는 약의 이름, 색, 크기, 효능 등을 알고 있는 사람이 약물복용을 잘한다고 알려져 있다.

2. **매일 약물 복용시간을 일정하게 정해놓고 규칙적으로 복용해야한다.** 규칙적인 약물복용시간은 약물의 혈중 농도를 일정하게 유지하여 약물의 효과를 높인다.

3. **1주일에 한번씩 1주일에 복용해야 할 약을 정리하여 놓아야 한다.** 일주일동안 복용할 약을 담아놓을 약통을 마련하여 정리하는 습관이 필요하다. 그래야 매일 복용할 약을 제대로 복용했는지 알 수 있다. 약통은 시중에서 저렴하게 구입할 수 있다.

4. **복용하는 약을 보관하는 장소를 정해 놓는다.** 개인별로 약을 보관하는 작은 약장이나 서랍장을 정하여 항상 같은 장소에서 약을 꺼내고 준비한다.

5. **자신이 복용하는 약물에 대하여 의사에게 반드시 알려야 한다.** 이렇

게 하면 의사는 환자에게 새로 처방할 약이 현재 복용하는 약과 중복되는지, 약의 상호작용에서 문제가 없는지 확인할 수 있다.

6. **가족이나 친구들을 만날 때 약을 잘 복용했는지 묻고 지지해준다.** 이러한 태도는 약 복용을 잘 하도록 돕는 좋은 사회적 지지이며 배려이다.

7. **약을 복용하기 전에 기도를 한다.** 질병치료를 위해 복용할 수 있는 약이 있다는 것은 정말 감사한 일이다. 많은 사람이 "아이, 지겨워, 벌써 약을 한줌이나 먹고 있네. 이 약을 끊으면 안된다는데 정말 먹기싫어." 하고 한숨을 쉬며 약을 먹는다. 그러나 약을 복용함으로서 오늘도 나는 사람들을 만나면서 즐겁게 살 수 있게 된다. 따라서 복용한 약이 내몸에서 잘 흡수되어 혈압을 조절하게 되고 혈관기능을 원활하게 할 수 있으며 혈당조절을 잘 할수 있도록 다음과 같이 기도하면서 약물을 복용하면 좋다. '주님. 이 약을 통하여 저를 건강하게 지켜주십시오. 이 약을 먹을 수 있게 해주심에 감사드립니다. 아멘'

Be Happy and Strong

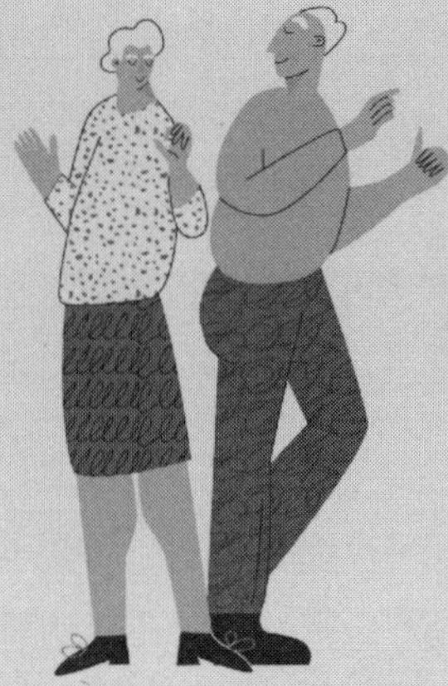

2부 베하스(BeHaS)운동 프로그램 알기

2 베하스(BeHaS)운동 프로그램 알기

1. 베하스(BeHaS)운동 프로그램의 내력
2. 베하스(BeHaS)정신과 독특한 부분
3. 이웃이 되어주는 것
4. 자존감(self-esteem) 세우기
5. 베하스(BeHaS)운동프로그램의 원리

1. 베하스(BeHaS)운동 프로그램의 내력

1) 관절염 환자와의 인연

"야! 네 아버지는 다리병신이지?"

신나게 그네를 타고 있는 나에게 느닷없이 한 아이가 다가오더니 이렇게 큰소리로 외치고는 운동장을 가로질러 달려가 버렸다. 나는 머리에 무엇으로 맞은 듯한 멍 한 느낌과 곧 이어서 그 아이에게 '우리 아버지는 다리병신이 아니야' 하고 대들지 못했다는 자책감과 분하고 억울한 마음에 그날 해가 거의 질 무렵까지 운동장의 그네 근처의 큰 나무 아래에 앉아있었다.

그날 밤 아버지는 학교에서 무엇 때문에 이렇게 늦었냐고 다정하게 물으셨는데 나는 아버지께 그 아이의 말을 전하고 아버지의 품에서 막 울어버렸다. 내가 울음이 그치는 것을 기다리신 아버지께서는 보여줄게 있다고 하시더니 한 장의 사진을 꺼내오셨다. 딱 벌어진 어깨와 근육으로 뭉친 다리가 뚜렷한 유도복을 입은 고등학생 때의 건강한 아버지 사진이었다. 그날 밤 아버지는 '누구나 병에 걸릴 수 있으며 이때는 적절한 치료와 더불어 망가진 몸을 복구하기 위해 노력을 하는 것이 필요하다'고 하시면서 운동을 지속적으로 하는 게 치료의 한 부분이라고 하셨다. 나는 치료적 운동이란 말을 그때 처음 들었다.

병원에 오지 못하는 환자들을 위해 의사이셨던 아버지는 자전거를 타고 왕진을 가시곤 하셨다. 나는 아버지가 왕진을 가실 때 택시를 타지 않고 자전거를 타고 가시는 게 속상하다고 말씀드렸다. 그 당시에는 자가용이란 개념이 거의 없을 때였다. 아버지께서는 나를 보고 빙긋 웃으시더니 아버지가 주중에 운동을 할 수 있는 유일한 시간이 왕진을 갈 때라서 자전거를 타고 운동하는 것이라고 하셨다. 어떠한 상황에서든 치료적 운동은 지속적으로 해야 하는 것이 중요하다는 것이었다.

간호학과에 입학한 나는 계속 공부하면서 관절염환자들이 치료를 받으면서 몸을 다시 강건하게 만드는데 물속에서 하는 운동이 아주 도움이 된다는 미국관절염 재단의 글을 읽었다. 나는 관절염으로 투병 중에도 열정적으로 강의와 연구를 하시면서 부족한 제자인 나를 지극히 사랑해주신 이은옥 지도교수님께 박사논문 주제는 관절염 환자를 위한 간호중재 개발이라고 말씀드렸다.

1994년 '자조집단 활동과 가지효능성 증진법을 이용한 수중운동프로그램이 류마티스관절염 환자의 통증, 생리적 지수 및 삶의 질에 미치는 영향[7]'을 간호학 박사논문으로 완성하였다. 1992년부터 관절염 환자들을 위한 수중운동 프로그램을 개발하여 지역사회 수영장에서 관절염 수중운동 교실을 시작한지 28년이 지났는데 2020년 현재도 대전에서 여전히 2개의 수중운동 모임이 지속되고 있다.

한참 수중운동 프로그램이 자조집단을 통해 잘 운영되고 치료적 운동으로 효과가 좋았지만 점차 수영장 이용 경비가 부담 되는 사람들이 보였고 불편한 몸으로 수영장까지 오는 것을 힘들어하는 사람들이 보였다.

하늘이 맑은 어느 날, 수중운동을 열심히 하여 회복기에 들어선 여성이 전화를 하였다. '교수님이 수영장에 오신다니 가고 싶지만 너무나 살이 빠져서 수영장을 가기가 어렵다'는 것이었다. 나는 서로 만나서 이야기를 하는 것도 중요하니 수영장에서 만나자고 하였는데 정말 그분은 걸어 다니는 것이 신기할 정도로 몸이 말라있었다. 살을 빼는 약을 먹었더니 그렇게 되었다는 것이었다. 나는 의사의 처방없이 이렇게 약을 드시면 안 된다고 하였는데 몇 달 후 갑자기 사망했다는 비보를 듣게 되었다. 이번에는 살찌는 약을 먹었는데 그 약의 부작용으로 그렇게 되었다는 것이었다. 너무나 허망하였다. 나는 만성관절염을 가진 사람에게는 수중운동 뿐 아니라 건강관리에 대한 교육도 지속적으로 하는 것이 필요하다고 생각하게 되었다.

특히 치유를 할 수 있다는 이야기에 솔깃하여서 자신의 믿음도 버리고 가족도 버리면서 여기저기 특정단체에 가는 사람들을 만나기도 하였는데 이러한 일들로 가슴이 많이 아팠다. 이 사람들의 특징은 본인이 치유되었다고 하면서 수중운동 모임에 와서도 여러 사람에게 자신이 가는 단체에 가자고 강하게 권유하는데 일부는 수중운동 모임을 중단하고 그곳으로 가는 사람도 있었다. 너무나 안타까운 일이었다.

이때 읽었던 '저희가 누구에게 가겠습니까?[8]'라는 책이 마음을 울렸다. 여러 환자들을 만나다보니 같은 신앙을 가졌던 환자가 건강을 위해 그러한 단체로 가는 모습을 여러 번 보았기 때문이었다.

어느 날 한 젊은 여성 관절염 환자가 연구실에 찾아와 끝이 없는 질병치료에 죽고 싶은 심정이라고 한참을 울고 돌아갔다. 언젠가는 또 다른 여성이 술 냄새를 풍기면서 내 연구실에 와서 남편과 아이들을 위해 열심히 살지만 자신은 만성통증으로 힘들고 지치고 누구도 나를 위해 따뜻한 말 한마디가 없다고 하면서 그래서 오늘은 술을 먹고 자신의 이야기를 들어줄 나를 찾아왔다고 하였다.

사실 장기간의 질병치료과정에서 많은 사람들이 지치고 힘들어 위로받고 싶으나 끝이 안 보이는 투병과정에서 자존감이 무너지고 인간관계가 단절되고 우울해지고 삶의 희망이 보이지 않을 수가 있다. 따라서 만성질환을 가진 사람들에게 필요한 것은 질병이 있더라도 내 생명이 소중하다는 것, 내가 소중한 만큼 남도 소중하니 남을 배려하는 것, 나는 항상 남에게 중요한 존재이며 사랑받고 있다는 자존감을 세우는 것, 질병관리에 대한 올바른 지식을 갖는 것이 필요하다고 생각하였다. 특히 질병 치유가 신앙의 목적이 아니기 때문에 자신이 가지고 있던 믿음생활을 지속하며 그 믿음의 공동체 안에서 교류하며 희망을 찾는 것도 아주 중요하다고 생각하였다. 나는 이를 위해 나를 당신의 도구로 써 주십사고 하느님께 기도하기 시작하였다.

2) 가톨릭 심무도와의 만남

어느날 수중운동 프로그램에 잘 나오던 류마티스 관절염을 가진 여성이 결석을 하여서 전화를 드렸더니 대성통곡을 하시며 호소한 말씀 때문에 충격을 받게 되었다. 류마티스 관절염은 관절염중의 하나이고 골관절염 다음으로 많이 발생하는 질병인데 질병진행과정이 상당히 다르다. 그분은 류마티스 관절염 때문에 다리에 문제가 생겨 잘 걷지를 못하시는 분인데 수영장을 오기위해 택시를 세우고 택시에 타려고 절뚝거리며 다가가는 데, 택시기사가 "바쁜데 잘 걷지도 못하면서 왜 밖에 다니냐?"고 호통치면서 아침부터 재수없다고 하면서 그냥 가버렸다는 것이었다. 그 당시는 지금처럼 핸드폰으로 택시를 호출하던 시대가 아니고 택시가 올 때까지 서서 기다리는 시대였기 때문에 아침 일찍 택시가 다니는 길에 나와서 한 시간 정도 기다렸다는 것이었다.

나는 이러한 분들을 위해 효과가 다소 떨어지더라도 지상에서 쉽게 할 수 있는 운동과 마음의 상처를 닦아줄 수 있는 프로그램을 만들기 위해 다방면으로 노력하였다.

2004년 나는 인터넷을 통해 서울 탈리다쿰 센터에서 시행하고 있는 가톨릭 심무도를 알게 되었다. 바로 권명안 스테파노 회장님과 연락을 하여 저녁즈음에 서울 탈리다쿰 센터로 갔는데 그곳에서 당시 경찰사목을 담당하고 계신 강혁준 신부님을 함께 만나게 되었다. 나는 두 분에게 탈리다쿰 센터를 방문한 이유가 가톨릭신앙을 가진 사람들이 신앙안에서 할 수 있는 새로운 운동을 찾고 있으며 그 운동은 어떠한 종교도 개입되지 않아야 한다고 말하였다. 두 분을 통하여 심무도는 고구려 때부터 내려오는 무예의 일종이며 종교와는 아무런 상관이 없다는 것을 알게 되었다. 탈리다쿰 센터에서는 여러 사람들이 심무도를 연습하고 있었다. 그 동작들 중에는 관절염 환자들이나 노인들에게 적합하다고 생각되는 동작들이 있었다.

나는 심무도의 본산인 운허당 이용원선생님을 만나서 취지를 설명하였고, 이 선생님에게 심무도 명상무예부분의 동작을 연구와 건강운동의 일부로 사용해도 된다는 허락을 받았다. 이미 강혁준 신부님은 가톨릭심무도에 기도를 넣은 작은 브로셔를 만들어 여러 사람에게 알려 주고 계셨다. 또한 경찰사목중에 전·의경의 군생활 적응향상 프로그램을 담당하는 다솜 여성가족문화예술협회의 윤혜선선생을 소개하여주셨고 이 프로그램의 효과를 규명하는 연구[9]를 하도록 허락하여주셨다. 이 연구결과 군생활 적응향상 프로그램은 전·의경의 스트레스와 자살생각, 우울을 감소시키고 자아존중감을 증가시킨다는 것을 알게 되었다. 이 연구를 하면서 다양한 인간관계 개선 방법을 경험하게 되었다. 나는 이 부분들을 베하스(BeHaS)운동 프로그램안에 자존감 증진 전략, 기쁨나누기 전략으로 녹아들게 마련하였다.

강신부님은 내게 2006년 제 75기 명동성당 문화강좌에 12주간 베하스(BeHaS) 운동프로그램을 열 수 있도록 도와주셨다. 소수인원이었으나 정말 재미있게 3개월을 보냈다. 운동이 끝난 후 명동베하스라는 모임을 만들어 대전에서 서울로 다니며 바쁘게 보냈다. 2008년에도 78기 명동성당 문화강좌를 열어 장·노년층을 위한 6주간 주 1회 베하스(BeHaS) 운동프로그램 강좌를 재미있게 잘 끝냈는데 여러 사람들이 이 강좌를 지속해달라고 요청하였다. 그러나 당시 나는 대한기본간호학회장을 맡은 후라서 더 이상 프로그램을 열기가 어려웠다. 그럼에도 불구하고 강신부님은 신앙안에서 할 수 있는 운동프로그램의 개발이 중요하다고 끊임없이 격려해주셨다.

신앙 안에서 함께 운동을 하는 것은 몸을 튼튼하게 하지만 정신도 맑게 하는 것이며 세상에서 받는 여러 가지 스트레스도 감소시킬 수 있는 힘을 가지게 된다. 나는 운동의 목적은 단지 질병을 이기기 위해 몸을 튼튼하게 하는 것 뿐 아니라 누구에게나 내재되어있는 아름다운 마음을 표현할 수 있는 내적파워를 기르는 것이라고 생각한다.

3) 우명보건진료소 주민들과의 만남

'소장님 근무하시는 데가 어디신가요?' 2004년 겨울쯤 둔산동성당에서 우연히 만난 대전시 서구보건소 우명보건진료소 송향영소장님은 도시에 속해있지만 농사를 주로 지으시는 분들이 사는 시골동네에서 주민들과 같이 사시면서 건강관리를 하시는 주민사랑이 많은 분이었다. 지역주민들이 편재는 도시지만 도시와 거리가 너무 멀어서 각종 건강교육의 혜택을 받기가 어렵다고 안타까워하셨다. 그 진료소는 내가 근무하는 대학에서 자동차로 40분쯤의 거리에 있었다. 나는 보건진료소 소장님께 그분들이 대부분 관절염으로 투병하시기 때문에 관절염 관리를 위한 수중운동프로그램을 권유해 보았다. 여러 가지 노력과 많은 분들의 도움으로 버스를 빌려서 수중운동을 8주간 주 1회 시행하여 보았는데 주민들의 반응이 뜨거웠다. 주민들은 수중운동 프로그램을 참가 하려면 한 나절의 농사시간을 포기해야하는 어려움이 있지만 그래도 기쁘게 참석하겠다고 하였다. 그러나 수중운동 프로그램을 운영하기에는 경비가 너무 많이 들었고 수많은 기관과의 협력과 노력이 필요하여 주민들은 프로그램을 지속을 원했지만 더 지속하기가 어려웠다.

이 분들을 만나면서 몸이 힘들어도 지속해야하는 농사와 집안 일, 끝이 보이지 않는 만성관절염 투병으로 인해 삶에 지친 모습, 사람들 간의 관계에서 오는 상처와 이로 인한 괴로움들을 알게 되었다. 그리하여 2005년에 공간만 있으면 운영이 가능한 베하스(BeHaS) 운동프로그램을 개발하여 우명보건지료소에서 3개월간 시행하였다.

베하스(BeHaS) 란 'Be Happy and Strong'의 앞 자만 가지고 만든 이름이며 '기쁘고 강건하게 살기' 그리고 그런 상태에서 살아가는 것이란 의미가 있다. 베하스(BeHaS) 운동프로그램은 단순히 몸을 움직여서 관절과 근육을 튼튼하게 하는 것뿐 아니라 질병과 세상살이에 지친 나를 사랑하고 위로하며 내가 소중한 만큼 남도 소중하므로 남을 배려하고, 기쁨, 희망, 소중함을 나누어 자존감을 높이는 전략이 포함되어있다.

이 당시 베하스(BeHaS) 운동프로그램은 준비운동 10가지, 본운동 10가지, 마침운동 2가지로 구성하였고 운동 시작 전 마음을 편하고 기쁘게 하는 게 하는 몸풀기 방법과 기쁨나누기 전략을 넣었다. 기쁨나누기 전략은 심상법, 이완요법, 자존감 증진전략, 웃음나누기, 마음맞추기, 등마사지, 마음 나누기, 하나되기, 어머니사랑 느끼기, 칭찬하기, 호흡 같이 하기를 이용하였다. 이 프로그램은 연구보고서로 기본간호학회지에 출판되었는데, 통증이 감소하고 건강상태가 유의하게 향상된 결과를 보고하였다[10].

3개월 후 수료식을 마치고 연구실로 돌아왔는데 송소장님이 내게 전화를 하셨다. 베하스(BeHaS) 운동프로그램에 참여했던 사람들이 배운 것을 누군가에게 직접 가르쳐주고 싶다며 허락하여 달라는 요청이었다. 나는 우명보건진료소로 가서 그분들을 만났다. 그분들은 베하스(BeHaS) 운동프로그램에 참여하고 나니 우리도 누군가에게 관심을 주고 칭찬하고 마음을 주고 싶다는 생각이 들었다고 하였다. 나는 그분들의 생각에 동의하였다. 근처 정신장애인 사회복귀시설에서 첫모임을 가졌는데 놀랍게도 농사만 지으셨던 그분들이 돈을 모아 떡을 마련하고, 발대식처럼 시설인들에게 인사를 하더니 마치 내가 하던 것처럼 몇 사람이 앞에 서서 베하스(BeHaS) 운동을 열심히 가르치셨다. 사람들의 따뜻한 마음이 그리웠던 시설에 있는 분들이 아주 많이 행복해 하셨다.

나는 베하스(BeHaS) 운동프로그램에 참여했던 분들이 이렇게 변화한 모습에 놀라웠는데 이것은 이 프로그램 참여를 통해 사람들을 움직이는 무엇인가가 있다는 생각이 들었다.

4) 천안시 보건소의 제안

'노인들을 위한 운동프로그램을 만들어 보급하는데 도와주세요.'

2004년에 천안시보건소 이경자 계장님이 나를 찾아오셨다. 천안시 보건소에서 '베하스(BeHaS) 운동프로그램'을 노인건강증진을 위한 보건사업으로 시행하고자 도움을 청하셨다. 그렇게 공공기관과 큰 사업을 해본 적이 없는 나는 걱정이 되었지만 일단 기도를 하였다. 이러한 사업을 통해 관절염을 가진 많은 노인들이 기쁘고 행복할 수만 있다면 어렵고 힘들어도 해보겠다고 하였다. 그때 교재로 만든 책이 '베하스(BeHaS) 운동프로그램[11]'이었다.

관절염은 그 종류만 해도 100여가지가 넘는데 이중 가장 많이 발생하는 관절염이 골관절염이다. 골관절염관리의 가장 먼저 할 일은 의사의 정확한 진단을 받고 처방에 따른 약물요법과 수술을 포함한 다양한 치료를 받는 것이다. 골관절염을 가지고도 건강하게 사는 방법은 4가지나 있다. 즉 체중조절, 관절보호, 운동, 통증 및 스트레스 관리이다. 사실 스트레스관리는 쉬운 것 같으나 골관절염 환자들의 스트레스는 주로 통증과 연관되어 있어 이를 관리하기 위해서는 전환요법, 호흡법, 이완요법과 심상법, 온냉요법, 마사지 등이 포함되어있다.

그러나 나는 '베하스(BeHaS) 운동프로그램과 더불어 하는 기쁨나누기' 전략에 치중을 하기로 하였다. 왜냐하면 많은 어르신들을 만나보니 일제강점기, 6·25전쟁을 거치며 엄청난 노력을 하면서 살아오다가 어느덧 노인이 되고 육신은 사그러져 병이 들었는데 마음은 텅빈 듯 허한 느낌이 들고 억울한 생각이 든다고 호소하였기 때문이다. 또한 관절염 환자들은 통증, 관절변형으로 인해 활동제한과 사회적 고립을 초래하고 우울, 분노감과 더불어 자존감이 상처를 입어 삶의 질이 저하되기 쉽기 때문이다.

베하스(BeHaS) 운동프로그램을 운영하기위해 보건소직원들과 보건진료소 소장에게 강사교육을 시행하였고, 그분들이 관절염이 있는 노인을 대상으로 베하스(BeHaS) 운동프로그램을 시행한 후 6개월 후에 각 기관별로 시행한 것을 발표하는 발표회가 있었다. 여러 팀들이 무대에 나와서 발표하였는데 가장 어려운 동작이 가톨릭 심무도의 명상무예 동작에서 기인한 본 운동이었다. 이 명상무예동작은 아주 느리고 충분히 온몸의 근육단련과 유연성 증가를 위해 노인들에게 아주 적절하다고 생각되었으나 노인들이 이 동작들을 배우는데 절대적인 시간이 필요한 것이 단점이었다.

천안시 노인관련 단체나 소모임의 노인들은 내가 계속 베하스(BeHaS)운동 프로그램에 참석하고 지도하여주기를 바랐지만 지속되는 출장으로 대학 수업과 간호학실습교육 시간이 절대적으로 부족했기 때문에 안타깝게도 천안시의 베하스((BeHaS)운동 프로그램교육은 끝낼 수밖에 없었다. 지금도 내 마음속에는 베하스(BeHaS)운동 프로그램 소모임의 리더였던 분의 열정적 참여에 감사하는 마음과 지속적인 도움을 드리지 못한 미안한 마음이 자리잡고 있다.

천안시보건소에서 골관절염 노인을 대상으로 8주간 주 2회 시행한 베하스((BeHaS)운동 프로그램의 효과는 통증이 감소되었으며 정적균형감이 증가되었고 낙상에 대한 두려움이 저하된 것으로 나타났다[12]. 천안시 보건소에서 시행한 또 다른 노인골관절염 환자를 위한 베하스((BeHaS)운동 프로그램을 12주간 주 2회 실시한 결과 운동참여군이 비참여군보다 통증과 우울이 감소했고 수면장애정도가 낮았다는 연구도 있었다[13].

5) 유방암 극복 베하스(BeHaS)운동프로그램 개발

'유방암환자에 대한 간호중재를 연구하고 싶습니다.'

유방암 센터에 근무하는 사랑하는 제자가 박사논문주제로 유방암환자를 위해 무엇인가 도움이 되는 간호를 하고 싶다고 찾아왔다. 사실 나는 그때까지 유방암환자 간호에 대해서는 큰 관심이 없었다. 그러나 유방암으로 투병하는 지인의 어려움을 조금은 알고 있기에 어떠한 도움이 구체적으로 필요한지 제자 간호사와 함께 직접 환자들을 만나보기로 하였다.

유방암 환자들은 유방암으로 진단받고 하늘이 무너지던 느낌, 수술, 항암치료에 따른 몸의 반응, 가족들의 한마디, 친구들과 주변사람들의 소소한 말들, 의료진의 태도 등에서 누구와도 함께 할 수 없는 진한 외로움, 고통, 아픔, 서운함, 배신감들이 마음가득 들어차서 투병이 어려워지고 상처 가득한 삶을 사는 분들이 많았다. 가장 큰 어려움은 자존감의 문제였다. 여러 가지 호소 중에 자신이 이렇게 힘든데 이렇게 살아야 하는지에 대한 이야기도 있었다. 나는 유방암 환자들의 긍정적이고 지속적인 투병을 돕기 위해 상처전문간호사(WOCN) 2명(민효숙, 임정선)과 박선영 유방암센터 코디네이터, 전영숙 간호학과 교수 이렇게 5명으로 프로그램 개발 팀을 구성하고 유방암 극복 베하스(BeHaS)운동프로그램을 개발하였다.

이때 비로소 베하스운동프로그램 구성의 기본이론 3가지를 도입하여 프로그램에 내재된 이론체계를 갖추게 되었다. 나는 빅터프랭클의 삶의 의미[14], 김수지의 사람돌봄[15], 반두라의 자기효능감 이론[16]을 도입하였는데 이 세 가지 이론은 모두 자존감과 연결이 되어있다고 생각하였다.

빅터프랭클은 1945년 아우슈비츠 죽음의 수용소에서 해방되어 발간한 책에서 인간에게서 모든 것을 빼앗아 갈수 있으나 사람은 매 순간 주어진 어떤 환경에서도 자신의 길을 선택할 수 있는 자유의지는 빼앗아 갈수 없으며, 처절한 상황에 처한 사람이라도 살아있어야 할 의미를 자각할 수 있다고 하였다. 즉 빅터프랭클은 다가오는 어떠한 비참한 모습이나 슬픔, 두려움, 괴로움에도 불구하고 미래에 해야할 일이나 의미를 찾아가며 성장하는 존재가 인간이라는 것이다. 매순간 내 존재의 의미를 찾아보는 것은 자아존중감을 갖게되는 과정이며 여러 가지 심리정서적 상처에 대한 내적 치유의 한 가지 방법일수 있다. 프랭클은 삶의 의미를 찾는 여러 방법 중에 붉게 지는 석양을 보는 것, 봄의 새싹이 움트는 것을 보는 것 등 자연과 만나는 것, 창의적 활동에 매진하기, 절망적인 상태에서도 이를 극복하겠다는 자유의지를 세우는 것 등이 있다고 하였다.

한국 최초로 간호학박사학위를 취득한 김수지는 1982년 퇴원한 정신질환자가 교수연구실로 찾아와 상담을 시작한 것을 계기로 하여 정신질환자를 위한 지역사회 기반 정신간호프로그램개발을 시작하였다. 그 후 유엔국제개발기구(UNDP)에서 프로젝트를 받아 정신질환자 간호에 있어서 환자들이 가족, 지역사회 구성원들과 잘 지낼 수 있게 하는 연민을 위한 간호사의 돌봄행위를 연구하여 발표하였다. 이는 간호사 - 환자관계에서 보이는 돌봄으로 1999년 연구보고서를 통하여 알아봐주기(noticing), 동참하기(participating), 공유하기(sharing), 경청하기(active listening), 동행하기(companioning), 안위제공하기(comforting), 희망불어넣기(hoping)로 총 8가지를 제시하였다[17]. 그리고 1994년 연구를 통해 2개의 범주인 용서함(forgiving)과 수용함(accepting)을 추가하여 최종 10개의 사람돌봄요소를 발표하였다[15]. 이러한 돌봄 활동을 받을 때 정신질환자들의 자존감이 높아지고 자기간호를 하게 되며 개인관계와 사회적 기능이 높아지며 삶의 질이 높아진다고 하였다.

나는 이러한 돌봄행위들이 바로 성경에서 예수님이 우리에게 서로 사랑하라고 가르쳐주신 그 말씀을 실천하는 구체적인 방법이며 베하스(BeHaS) 정신에 부합된다고 생각하였다. 즉 이러한 돌봄행위는 환자와 간호사 간에 이루어지는 것뿐 아니라 모든 사람들 간에 행해야하는 덕목이기 때문에 이러한 돌봄행위를 유방암센터 간호사뿐 아니라 유방암 환자들도 서로 이러한 돌봄행위를 알고 실천하는 것이 필요하다고 생각하였다.

반두라[18]는 사회인지이론(Social Cognitive Theory)에서 파생된 자기효능(self-efficacy)이론을 개발하였다. 자기효능감은 특수한 상황에서 특수한 행위를 수행하는 개인의 믿음과 자신감을 말하며, 지각된 자기효능감은 정해진 어떤 행동을 달성하기 위해 필요한 행동을 조직하고 실행하는 능력에 대한 자신의 능력에 대한 판단이라고 하였다. 따라서 자기효능감이 높은 사람은 자존감이 높아서 어려운 상황에서도 이를 극복하고 특정한 목표를 향해 많은 노력을 하며 자기효능감이 낮은 사람은 쉽게 포기를 하는 경향이 있다. 반두라는 자기효능감을 높이는 방법은 4가지를 제시하였는데 즉 이전에 실행하여 성공한 성취경험, 사람들이 잘 한다는 칭찬을 해주는 언어적 설득, 남들이 무언가 성취하는 것을 보면 나도 할 수 있을 것이다 라고 생각하게 되는 대리경험, 기분상태를 긍정적으로 만들 때 무엇인가 더 잘하게 되는 생리적 감정상태환기가 있다고 하였다.

자존감이란 자신에 대해 가치를 부여하고 사랑 및 인정을 받고자 하며 다른 사람보다 훌륭하기를 원하며 자신을 사랑하는 심리적 상태이다[19]. Rosenberg(1965)는 자존감이란 자아개념의 평가적 요소로서 자신을 긍정적으로 수용하고 가치 있는 인간으로 인지하는 것이라고 하였다[20]. 또한 자존감은 자신에 대한 총체적인 긍정적 평가를 말하는 데, 자존감은 자신감(Competence)와 가치(worth) 영역이 있다. 즉 자신을 무엇인가 할 수 있는 존재와 효능감(Efficacious)을 가진 존재로 인식하는 것이며 스스로를 가치있는 존재로 인식하는 것이다[21]. 따라서 유방암 수술을 받은 환자들은 수술로 인한 원하지 않은 몸의 변화와 긴 투병생활을 통해 자존감에 부정적인 영향을 받을 수 있다. 사실 여러 유방암 환자들은 신체부분의 상실 뿐 아니라 항암제로 인해 머리가 빠져서 모자를 써야하는 상황이나 투병과정에서 말 한마디, 작은 눈빛에도 많은 상처를 받고 있었다.

나는 유방암 환자들의 심리적 정서적 상처 회복과 신체적 회복을 돕고자 위해 간호전문가들과 함께 유방암 극복 베하스(BeHaS)운동프로그램을 개발하여 충남대학교병원 지역암센터에서 프로그램을 운영하였다. 나는 간호전문가들과 더불어 유방암이해, 유방암 극복을 위한 자기건강관리법에 대해 구체적이고 과학적인 지식제공과 더불어 신체적 회복을 위한 운동을 지도하였다. 2010년에는 유방암수술 환자들을 돕기위해 '베하스(BeHaS)운동프로그램으로 유방암 극복하기[22]'라는 책을 출판하였다. 프로그램에 참여하였던 여러 환자들은 열심히 기쁘게 서로를 위하면서 투병을 생활을 하였고 서로 간에 알아봐주기, 경청, 동참하기, 칭찬하기, 희망불어넣기 등을 실천하면서 많은 도움이 되었다고 하였다. 이때 발표된 석사, 박사학위논문과 일반논문의 결과를 보면 유방암 극복 베하스(BeHaS)운동프로그램에 참여한 사람들은 자존감이 향상되었고, 피로와 스트레스가 감소하였으며, 어깨관절기능향상, 신체상점수 증가, 자존감 향상, 건강관련체력의 향상, 삶의 질 향상[23, 24, 25, 26, 27] 등이 보고되었다.

신기한 것은 프로그램이 다 끝나고 수료식을 하는 자리에서 몇 명의 환자들이 나에게 유방암 수술환자들의 투병과정을 돕고 싶다고 방법을 강구해달라고 요청한 것이다. 환자였던 사람들이 직접 병실에 가서 환자를 방문하고 자신도 유방암 수술을 받고 투병한 환자였다고 하면서 환자들의 어려움을 들어주고 격려하고 유방암 극복 베하스(BeHaS)운동프로그램에 참석을 독려하겠다는 것이었다. 자신이 받은 것을 직접 환자들에게 해주면 환자들이 힘을 내서 투병을 잘할 수 있을 것이라고 하였으며 본인도 투병하는 환자들을 도와주면 더 기쁘고 행복할 것이라고 하였다. 충남대학교 암센터장의 허락을 받아 유방암 센터 자원봉사자 교육을 받게 한 후 병실에 가서 환자들을 방문하게 허락하였다. 이를 통해 병실에서 투병을 하고 있는 많은 환자들이 힘을 얻었을 뿐 아니라 도움을 주기위해 병실을 방문하였던 자원봉사자들도 아주 기쁘고 보람있고 행복하다고 하였다.

이 자원봉사자들이 유방암 극복 베하스(BeHaS)운동프로그램에 대한 참여를 권유하면서 3년에 걸쳐 6회의 프로그램이 운영되었으나 유방암 센터의 코디네이터인 전문간호사가 다른 부서로 이동되면서 중단되었다. 아직도 유방암 극복 베하스(BeHaS)프로그램에 모자를 쓰고 열심히 참여하며 밝게 웃었던 참여자들의 얼굴들이 떠오른다. 지금도 기쁘고 행복하게 살고 계실 것이다.

6) 천주교 노인사목부 신부님의 만남

"성당노인대학에도 노인운동이 필요한데 알려주실 수 있나요?"

성당 노인대학에서 신체적 건강을 위한 운동은 다양하게 사용하고 있었지만 한동성 (갈리스토)신부님의 요청에 의해 실제로 노인대학에서 간단히 사용할 수 있는 베하스(BeHaS)운동프로그램을 만들어 시도해보았다. 이 프로그램에 1회 참석할 수 있는 최적의 참여인원은 30명~35명 정도이었다. 이때에도 노인대학 선생님들과 강사교육을 받은 여러 강사들이 함께 운영하며 재미있게 운동을 하면서 다양한 놀이를 통해 스트레스를 감소시키고 사람 돌봄을 실천하는 프로그램을 운영하였다. 참여하였던 많은 노인들이 새로운 움직임놀이에 즐겁고 기쁘다고 하였다.

백현(바오로)신부님은 베하스(BeHaS)운동프로그램의 강사들이 앞에서 알려주는 운동부분을 영상으로 만들어 사용할 수 있도록 도와주셨다. 앞에서 강사가 직접 지도하는 것보다 큰 영상으로 음악을 넣어 보여주니 참여한 모든 사람이 큰 화면을 보고 시행할 수 있어서 동작의 정확성이 높아졌고 운동 동작의 설명이 훨씬 수월해졌다. 보통 30명내외의 대상자를 위한 프로그램 운영도 장소만 넓으면 베하스(BeHaS)운동 영상을 이용할 수 있어서 70~80여명이 함께 프로그램에 참여하기도 하였다. 사실 나는 운동 프로그램 제작에만 관심을 가지고 있었고 여러 가지 경비가 필요한 영상제작은 생각하지도 못했었다.

어느 날 신부님께서 모든 세팅을 준비하시고 영상제작을 해보자고 용기를 주셔서 봉사자들과 함께 만든 것이다. 이런 영상제작을 통한 교육은 많은 사람들이 기쁘게 참여하도록 용기를 주는데 크게 도움이 되었고 강사들도 일정한 운동영상이 있으니 앞에서 지도할 때의 부담감이 적어졌다고 기뻐하였다. 말없이 필요한 부분을 알아보시고 섬세하게 배려하여주신 백신부님의 따뜻한 마음을 잊을 수가 없다.

정준섭(요셉)신부님은 여러 노인대학에서 베하스(BeHaS)운동프로그램을 활용 할 수 있도록 기회를 주셨다. 직접 강사교육을 이수하여 베하스(BeHaS)운동프로그램에 많은 관심을 가지고 이 프로그램에 대한 기록을 하면 좋겠다고 격려해 주셨다. 이때 연구를 통해 노인들 사이에서 베하스(BeHaS)운동프로그램을 통해 친밀감이 증가되었다는 것을 알게 되었다. 매번 함께 노인대학에 참여하여 서로 먼발치에서 얼굴은 알지만 특정한 일이 아니면 다정하게 인사를 한다 던지 서로의 어려움을 나누고 위로하고 격려를 하는 정겨운 분위기는 아니었는데 8주간 주 1회 60분 가량 베하스(BeHaS)운동프로그램을 하면서 서로의 이름을 알고 서로를 알아봐주며 이야기를 나누는 빈도가 증가한 것이다. 특히 홀로 참석하던 사람에게 관계망이 연결이 되어 프로그램 참석 후에는 여러 사람과 교류를 한 것으로 나타났다[28].

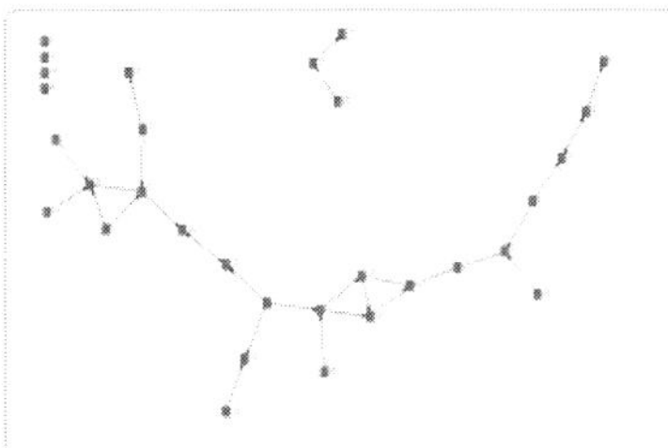

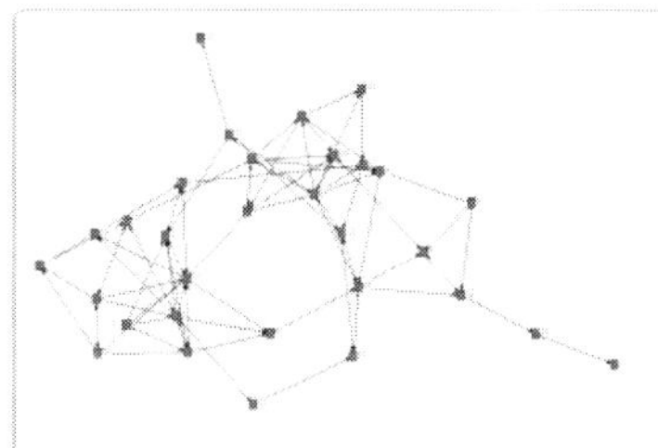

베하스(BeHaS)운동프로그램 후 친밀감 변화(2016)

2016년 2월 대전교구 노인사목부와 충남대학교 간호대학 베하스교육연구센터공동주관으로 실버베하스 강사교육을 실시하였는데 도봉구립 창동노인복지센터에서 7명이 참석하였다. 5월 17일 세 기관이 MOU를 맺고, 8주간 실버베하스운동을 통한 행복한 노후만들기를 진행하여 성공적으로 마무리하였다.

노인들에 대한 사랑이 많으신 정신부님은 부족한 나에게 늘 웃음가득한 얼굴로 맞아주시며 격려해 주시어 베하스운동프로그램을 지속적으로 발전시킬수 있도록 실질적인 도움을 주신 분이다.

양희창(세례자요한)신부님은 노인대학에서 사용할 수 있는 30분 이내의 건강운동이 있는지 물어보셨다. 나는 기존의 1시간~1시간 30분간의 베하스운동프로그램과는 다른 30분간의 베하스운동프로그램을 새로이 개발하게 되었다.

7) 대사증후군을 가진 독거노인들을 위한 베하스운동프로그램 시행

경로당이나 노인복지관에 다니는 많은 분들이 골관절염을 가지고 있으나 더 큰 건강상의 문제는 고혈압, 당뇨병, 고지혈증, 복부비만이 함께 있다는 것이다. 특히 혼자사시는 노인들은 제대로 균형잡힌 식사를 안 하시는 경향이 있으며 규칙적인 신체활동이나 운동을 하시는 분이 많지 않다는 것이 건강관리에 취약한 부분이었다.

대사증후군은 고혈압, 당뇨병, 복부비만, 높은 중성지방, 낮은 고밀도 콜레스테롤 중 3가지 이상이 있을 때를 말한다. 복부비만은 남자가 복부둘레가 90cm이상, 여성이 85cm 이상일 때를 말한다. 대사증후군으로 진단을 받으면 위험한 심장과 혈관 질환을 예방하기 위해 식단조절, 신체활동과 운동, 스트레스관리, 건강관리를 지속적으로 해야 하는 데 혼자서 실행하는것도 어려움이 많고 어떤 건강 행동을 하려면 반드시 교육이 필요한데 사실 이러한 질병관리에 대한 교육도 체계적으로 받지 못하신 분들이 대부분이었다.

나는 대사증후군이 있는 지역사회 독거어르신들의 교육 및 건강관리와 기쁜 삶을 위한 베하스(BeHaS) 프로그램운영을 위해 한국연구재단에 연구계획서를 내어 경비는 확보하였는데 연구보고서로 제출하기 위한 적절한 수의 대사증후군을 가진 독거노인 집단을 찾기 어려웠다. 특히 독거노인의 경우 가족이나 이웃에서 지속적인 지지를 받는 것이 어렵기 때문에 반드시 지역사회의 외부 지지체계가 필요하다. 이때 지역사회 구성원들이 참여하는 상호협력적인 연구접근법인 지역사회기반 참여연구(Community-based participatory research, 이후 CBPR)를 사용하면 외부 지지체계로서 작용하여 독거노인의 대사증후군 관리에 도움이 될 수 있다고 생각하였다. 즉 지역사회주민, 지역사회기관, 건강관리 제공자, 연구자가 서로 협력하여 구체적인 실천을 위한 의사결정에 참여하면서 실천이 이루어지고 그 실천은 연구가 끝나면서 중단되지 않고 지속될 수 있다는 점이 장점이다. 이를 위해 새로운 노인 지지체계를 구성할 의지가 있는 기관을 찾기가 너무 어려웠다. 기관 내 직원들의 새로운 변화를 감내해야하는 부분이 쉽지 않은 부분이었기 때문이다.

시간이 지나면서 초조해졌으나 나는 할 수 있는 일은 다했으므로 이 프로그램을 운영할 수 있도록 도와주시기를 간절히 기도하였다. 이 일에 주님이 함께 하시길 기도하던 어느 날 우연히 가톨릭 시노드 회의에서 눈이 크고 맑은 수녀님을 만났다. 말씀의 성모영보수녀회 소속의 세레나수녀님은 천안 노인종합복지관에 계시는 분이였는데 나는 수녀님께 이 베하스(BeHaS) 프로그램을 알려드렸다. 수녀님은 복지관에 대사증후군을 가진 독거어르신이 많이 있으나 직원들이 기존 업무에도 힘이 많이 드는 상황이라서 연구 참여를 하기에 어려움이 있을 것이라고 걱정하시며 좋은 일 같으니 함께 기도해보자고 하셨다. 수녀님과 직원들 간에 몇 번의 만남 가운데에 베하스(BeHaS) 프로그램을 어렵게 시작 할 수 있었다.

나는 2018년 천안시노인종합복지관에서 충남대학교 의과대학 교수들과 간호대학 베하스교육연구센터의 연구원들과 천안시노인종합복지관 직원들과 함께 대사증후군 위험질환 3개 이상 보유한 만 65세 이상의 독거노인을 대상으로 대사증후군 베하스(BeHaS) 운동프로그램을 주1회 1시간씩 총 12회(8.10~10.26) 진행하였으며 27명의 어르신들이 수료하였다. 이 프로그램이 성공적으로 끝난 후 프로그램 참여 독거노인들뿐 아니라 참여하지 못한 노인들의 요구로 2019년 후반에 다시 한번 프로그램을 운영하였다. 천인시노인종합복지관 이용노인을 대상으로 기쁘고 건강한 삶을 돕는 실버 베하스(BeHaS)운동 프로그램을 주 1회 2시간씩 총 8회기(9.27~11.15)를 진행하였고 22명의 어르신들의 수료하였다. 이와 같이 천안노인종합복지관에서 베하스(BeHaS) 프로그램 연구사업을 2018~2019년에 걸쳐 끝냈는데 참여한 노인은 물론이고 연구팀의 의사, 간호사, 대학원생, 프로그램 지도강사, 복지관 직원 모두 보람된 일을 하였다고 긍정적인 평가를 하였다. 또한 정말 감사한 일이었다. 이후 지속적인 베하스(BeHaS) 프로그램 운영요구는 코로나 19가 2019년 겨울에 시작하면서 안전상 이유로 더 이상 진행되지 못하였다.

8) 베하스(BeHaS)둘레길 건강걷기 프로그램의 시작

"코로나19로 집에만 있는 어르신들에게 자신의 소중함, 자연의 아름다움을 느끼는 건강걷기가 필요해요."

코로나19로 집에 머무르는 시간이 많아지면서 힘들어 하는 노인들에게 자신과 세상의 아름다움에 집중할 수 있는 베하스(BeHaS)정신이 깃든 건강 프로그램이 필요하다고 천안시노인종합복지관 아녜스부장수녀님이 전화를 하셨다. 이 사업은 베하스(BeHaS) 운동프로그램을 수료한 어르신들이 지속적인 건강관리 즉 사후관리목적으로 계획하여, 지역사회 노인들이 힘들지 않게 실버 베하스 둘레길 건강걷기에 참여해서 생명존중, 타인배려, 자존감 향상을 증가하고자 하는 천안시노인종합복지관 특화사업으로 진행하였다.

베하스(BeHaS)둘레길 건강걷기에 참여하려는 사람은 먼저 사전교육으로 3회 강의를 반복하여 듣게 하였다. 나는 이 강의 시간에 노인들에게 올바른 걷기방법에 대해 구체적으로 알려드리고 베하스(BeHaS)둘레길 건강걷기는 천안시노인종합복지관 만의 특화사업이라고 말하였다. 또한 베하스(BeHaS) 정신에 따라 자신과 자연에 대한 생각을 하고 늘 스쳐지나가거나 무심했던 세상의 아름다움을 느껴보도록 훈련하는 시간을 가졌다.

이 프로그램은 코로나19로 대화할수 없는 상황에서 다른 걷기운동과 달리 말을 거의 하지 않고 조용히 조심스레 걸으면서 자신의 소중함을 생각해 보고 새소리, 물소리, 바람소리, 흙냄새, 작은 덤불들, 지천에 있는 이름 모를 꽃들, 길가의 돌멩이도 보면서 자연의 아름다움을 느끼고 자신이 살아있음에 감사하는 데 집중하는 것이다. 이는 '서로 알아봐주기', '서로 경청하기', '서로 배려하기', '서로 축복해주기', '서로 감사하기'를 하면서 걷는 것으로 평상적인 걷기운동을 통한 소풍의 개념과는 다른 것이었다.

버스를 이용하여 인적이 많지 않은 장소인 논산 탑정호, 서산 장흥저수지, 장항 송림욕장 등에서 각 2회씩, 1회 20명씩 진행하였고, 코로나19방역지침을 준수하여 총 6회 진행하였다. 버스에서 내리면 베하스(BeHaS)정신에 따라 생명존중, 타인배려, 자존감 향상증가를 위해 침묵 속에서 자연과 함께 나 자신을 사랑하도록 노인들에게 안내하고, 걷기 전, 후 베하스 준비운동을 하였다.

베하스(BeHaS)둘레길 건강걷기 프로그램에 참여한 노인들은 이전의 걷기 운동이나 나들이와는 아주 다른 새로운 경험이었으며 자신을 진지하게 돌아보며 자신이 얼마나 소중한 존재인지를 생각해보는 시간이 되었다고 아주 기뻐하였다. 참여 노인들의 참여 경험 나누기에서는 다음과 같은 내용들이 있었다.

> '코로나 19로 대화할 수 없는 상황에서 나 자신을 알아봐주고, 나 자신에 대해 경청하고, 나 자신을 배려해주며, 축복해주면서 현재의 이 시간이 매우 감사하였다.'
>
> '내 마음 안에서 소중한 나를 만나고 자연과 함께 나의 이름을 부르며, 평생 나 자신을 사랑한다고 처음으로 큰 소리로 외쳐보았다.'
>
> '이제까지 나를 돌아보지 못하였는데, 나를 돌아보면서 코끝이 시큰해지고 앞으로 나를 사랑하며 살아가겠다고 생각하는 순간들이였다.'

이 프로그램은 코로나19가 사라져도 지속할 것이라고 기대하여 본다.

2. 베하스(BeHaS)정신과 독특한 부분

기쁘고 행복하고 건강하게 살아가는 것은 우리네 모두의 꿈이다.

1) 베하스(BeHaS)정신

베하스(BeHaS)정신은 거창하게 시작하지 않았다. 단지 사소하거나 조금 큰 일에도 매일 상처받는 나를 위로하기 위해 늘 스스로에게 하던 말들이 좀 더 절제된 말로 표현되었을 뿐이다. 기쁘고 건강하게 살기위해 필요한 것은 내가 이 세상에 살아야할 소중한 존재인가를 느끼는데서 비롯된다. 이러한 생각은 어릴 때 엄마가 내게 주신 말씀선물 때문에 시작되었다.

나는 어떠한 경우라도 웃음을 잃지 않도록 마음속으로 단단히 결심을 하며 살아왔다. 그 이유는 잠결에 들은 엄마의 한 마디 때문이었다. 저녁밥을 먹은 후 배부르고 피곤한 나는 일찍 잠자리에 들었다. 아이들이 잘 자는지 보러 우리들 방에 오신 엄마는 아버지께 다음과 같이 말씀하셨다. 엄마는 "종임이는 늘 잘 웃고 긍정적인 아이에요." 그 말을 듣는 순간 나는 잠이 확 깼지만 그대로 잠을 자는 척하고 움직이지 않다가 그대로 잠이 들었다.

오남매 중 둘째인 나는 듬직한 언니나 똑똑한 동생들에 비해 두드러진 부분이 없고 늘 잔병치레로 부모님이 걱정하시던 딸이었다. 나는 자랑할 만한 게 없어서 마음으로 주눅 들어있었고, 잘난 게 없다는 사실에 스스로 괴로움이 너무 많았었다. 그날 밤 엄마께서는 내 삶에 귀한 선물을 주셨다!!! 내가 힘들 때는 나는 언제나 잘 웃고 긍정적인 아이라는 엄마의 그 말씀이 나를 바닥에서 일으켜 세우셨다. 나는 내 자존감의 시작이 바로 이 엄마의 한마디에서 비롯되었다고 말할 수 있다.

그때부터 나는 힘들어도 웃는 것을 잊지 않으려고 노력하였다.

웃음은 엄마가 나를 칭찬하신 소중한 나의 자산이기 때문이었다. 살면서 힘이 들어 눈물이 쏟아질 때도 마음을 추스리고 나면, 나는 혼자 방긋 웃으며 기쁨 찾기를 시작하면서 살아왔다. '나는 움직일 수 있는 힘이 있어 기쁘다. 나는 아직 다른 기회가 있어 기쁘다. 나는 이 어려움을 이길 수 있는 힘이 아직 남아있음에 기쁘다.'

기쁨은 우리를 이 세상에 보낸 창조주가 허락한 귀한 선물이라고 생각하나, 몸이 약하고 자주 아프면 기쁨이 적어질 수 있다. 따라서 몸도 할 수 있는 한 강건하게 만드는 것이 중요한 데, 살다 보면 몸이 힘들어하는 몸의 소리를 듣지 못하는 경우가 많다.

중년부터 서서히 안개처럼 다가오는 노화과정이 진행되면서 팔, 다리가 저리거나, 등이나 무릎이 아프거나, 보이지 않는 혈관이나 복부에 지방이 차 있거나 간이나 신장이 문제가 있다는 검사수치 등을 대수롭지 않게 생각하면서 지내다가 심각한 질환으로 고생할 수 있다.

몸이 강건하다는 것은 몸을 건강하고 다부지게 만들고 잘 기능하게 만드는 것이다. 질병을 피해가는 사람이 어디 있으랴 만은 질병이 다가오면 정신 차리고 잘 대처를 해야 한다. 이런 마음가짐은 항상은 아니지만 대부분 건강을 회복할 수 있도록 돕게 된다. 사실 살아가면서 여러 번의 질병 중에 있을 때 아주 간절한 바램으로 기도를 하면서 신체활동과 운동을 한 경험이 여러 번 있다.

'기쁘고 건강하게 살기', 또는 '기쁘고 강건하게 되기' 는 우리가 살아가는 동안 우리의 삶을 다스리는 중요한 삶의 방법이며 기쁘게 산다는 것은 내 존재가 귀하고 소중하다고 느낄 때 가능한 것 같다. 베하스(BeHaS)정신은 이 세상에 나를 존재하게 한 그분께 감사와 함께 나와 함께 존재하는 타인을 소중하게 생각하는 생명존중이 기반이다.

특히 타인은 나와 아무 상관이 없는 사람이 아니라 시공을 초월하여 아주 깊이 서로 연관되어있으며 나를 직접적으로 간접적으로 도와주는 존재이다. 따라서 내가 행하는 타인에 대한 배려는 배려받음으로 나에게 다시 되돌아오는 선물이 된다. 즉 타인이 곧 나의 이웃이며, 이들은 나를 지켜주고 힘을 주며 내가 의식하던 안 하던 나에게 좋은 영향을 미치고 있으므로 타인을 배려하는 것은 곧 나를 배려함이 된다. 이 배려함의 영향력은 너무나 크다.

베하스(BeHaS)정신은 나를 포함한 모든 살아있는 존재에 대해 사랑의 마음을 갖는 것, 그리고 이웃에 대한 배려를 하는 것, 이러한 삶을 통해 높은 자존감을 가지고 기쁨을 나누어주며 강건하게 살아가는 것이다.

2) 베하스(BeHaS)운동프로그램의 독특한 부분

베하스(BeHaS)운동 프로그램은 내 몸과 마음을 사랑하는 자존감과 더불어 타인을 배려하는 마음은 기쁨, 희망, 행복함을 나누는 전략이 포함된 생명사랑프로그램이다[11, 22].

평생을 투병해야하는 고혈압, 당뇨병, 고지혈증, 관절염 등의 만성질환을 가진 분들은 질병투병과정 중에 지치고 힘들며 마음에 상처도 받고, 자존감이 낮아지기 쉽다. 즉 고단한 육신의 변화에 더 이상 기쁘지 않고 활력이 없으며, 끝이 없는 질병관리에 지치고 사람들과의 관계가 점차 소원해지니 내적으로 행복하지 않다고 느끼게 된다. 결국 자존감은 자신이 스스로에 관하여 갖는 존중의 느낌이며 자신의 강점과 약점을 받아들이는 것인데[29] 나는 이러한 사람들에게 자존감을 높이면 기쁘고 행복하게 지내게 될 수 있다고 생각하였다.

2005년에 프로그램 개발연구를 시작하여 거의 15년 동안 베하스 프로그램에 관심을 가진 많은 학자들과 함께 석사, 박사학위과정에 있는 학생들이 학위논문을 발표하였고, 여러 사람들의 오랜 연구와 노력으로 지금은 관절염 뿐 아니라 유방암, 만성통증, 경증치매, 당뇨병, 고혈압, 대사증후군 환자와 중장년, 노년에게 신체적, 심리사회적 도움이 되는 건강프로그램으로 발전하게 되었다.

베하스(BeHaS)운동프로그램의 독특한 부분은 다음과 같다.

- 베하스(BeHaS)운동프로그램의 건강관리교육은 프로그램 참여자에게 질병에 대한 지식과 질병관리 방법을 알려주고 시행하도록 독려한다.

- 베하스(BeHaS)운동프로그램은 반두라의 자기효능감(Self-efficacy) 이론[16], 빅터 프랭클의 삶의 의미(meaning of life)찾기[14], 김수지의 사람돌봄이론[15] 등 3가지 이론을 바탕으로 하고 있다.

- 베하스(BeHaS)운동프로그램은 모든 활동에 다양한 음악을 활용하는 프로그램이다[11, 22].

- 베하스(BeHaS)운동프로그램의 자존감 증진전략은 차동엽신부님의 '통하는 기도[30]'에서 제시한 "나는 내가 좋다"라는 자가치유법을 사용하고 있다.

- 베하스(BeHaS)운동프로그램의 두 번째 자존감 증진활동은 김수지박사의 사람돌봄이론[15]에 기술된 사람돌봄 방법을 적용하고 있다.

- 베하스(BeHaS)운동프로그램의 세 번째 자존감 증진활동은 집단 활동을 통하여 자기효능감을 높이는 것이다[16].

- 베하스(BeHaS)운동프로그램의 네 번째 자존감 증진활동은 빅터프랭클[14]의 삶의 의미지각을 위한 활동을 경험하게 하는 것이 있다.

3. 이웃이 되어주는 것

베하스(BeHaS)운동프로그램에서는 이웃이 대단히 중요하다. 왜냐하면 이웃은 타인이면서 곧 나이기 때문이다. 내가 생각하는 이웃은 타인이 생각하는 나란 존재이다. 흔히 이웃은 나와 가까운 사람이라고 생각할 수 있다. 그러나 이웃은 나와 가깝지 않을 수도 있고 내가 기억이 나지 않은 경우도 존재한다. 이웃은 나를 스쳐지나가기도 한다. 오랜 세월이 지난 후 그 이름 모를 이웃들이 나를 살게 도와주고 나를 보듬어주고 흔적도 없이 사라져 간 것을 알게 된다. 아니, 모를 수도 있다. 놀랍지 않은가? 이웃은 바로 하느님께서 주신 은총이다. 대부분 이웃은 타인과는 다르다고 생각한다. 그러나 이웃은 타인과 같은 존재이며 우리가 기억할 수도 있고, 기억하지 못하는 가운데 우리에게 영향을 미치는 사람을 말한다. 베하스(BeHaS)운동프로그램에는 타인배려 라는 부분이 있다. 앞서도 말했지만 그저 타인은 내가 아닌 남이 아니라 시공을 초월하여 나와 끊임없이 교류하며 사는 사람들을 말한다.

베하스(BeHaS)운동프로그램에서 의미하는 이웃에 대한 4가지 측면은 다음과 같다. 즉 스쳐 지나간 이웃, 보이지 않지만 늘 마음에 있는 이웃, 우연히 이웃이 되는 것, 항상 곁에 있는 이웃이다.

1) 스쳐 지나간 이웃

빅터 프랭클이 수 많은 유태인들이 죽음의 선고를 받고 연기로 사라지는 아우슈비츠에 입소한 후에 이때 한 사람이 다가와서 그에게 살아남기 위한 작은 팁을 알려준다.

> '어떤 사람이 빅터 프랭클에게 유리조각으로라도 수염을 깎으라고 하였다. 그는 프랭클에게 수염을 밀지 않으면 곧 병자같이 몰골이 나빠 보이는데, 그런 경우에는 독가스실로 보내져서 죽는다는 것이었

다. 프랭클은 바로 유리조각으로 매일 수염을 자르면서 건강해 보이려고 필사적으로 노력을 하였다[14].'

이러한 노력은 처음에는 순간을 살기위해 시작한 행동이었으나 곧 이러한 신체적 행동은 바로 삶을 이어가는 끈이 되어준다. 그가 살기위해 무엇인가 목적적으로 해야 한다는 것을 지속할수록 수용소에서 이별한 딸과 아내의 생각이 솟아올라 그들을 만나고 싶은 생각이 강하게 그의 마음을 차지하게 되었다. 그는 결국 살아야할 이유를 수염을 깎는 작은 행위 속에서 찾게 되었다.

여기에서 주목해야할 점은 그에게 살아있으려면 유리조각으로라도 수염을 깎으라는 지혜를 전해준 사람, 그는 단순하게 아주 우연한 것처럼 빅터 프랭클을 스쳐지나간 이웃이라고 불리지만, 사실 그는 빅터 프랭클에게 있어서 생명을 살리는 지혜를 준 은인인 것이다. 그 지옥 같은 아우슈비츠에서 빅터 프랭클이 살 수 있는 계기를 만들어 준 실천적 팁을 준 사람은 의도적이거나 목적적으로 빅터 프랭클에게 다가온 것은 아니다. 그냥 스쳐지나가듯 현존했다가 사라지는 존재인 것이다.

아마 그 사람은 빅터 프랭클의 삶에 있어서 꼭 필요한 도움을 주는 하느님이 보내신 도움 천사일 것이다.

2) 보이지 않지만 늘 마음에 있는 이웃

나는 어린 시절부터 대흥동 천주교회에서 주일학교를 다녔다. 미사가 끝나면 하얀색으로 칠해진 성당 2층부터 커다란 종의 몸체가 보이는 종탑까지 꼬불꼬불한 계단을 친구들과 오르락내리락 하면서 놀았다. 3층인가에는 작은 방이 있었는데 그곳은 긴 책상과 의자가 여러 개 놓여있었고 바닥을 제외하고 온통 흰색밖에는 없는 방의 한 쪽 면에는 몇 개의 글씨가 쓰여 있는 도화지 한 장만 달랑 붙어있었다. 그 방이 우리를 위한 교리 방이었다. 아무도 벽에 붙어있는 글에 대해서 말해주지 않았고 나와 우리 친구들도 그 벽에 붙어있는 도화지의 글에 대해 궁금해 하지 않았다.

거기에는 이런 글이 쓰여 있었다.

'주께 받은 몸과 마음을 오롯이 도로 바쳐'

나는 아이들과 어울려 뛰어다니다가 교리방에 앉아서 교리를 들을 때 그 글을 읽은 듯하다. 아마도 그 방을 수시로 들며 나며, 그 글을 읽어 결국에는 그 글이 내 가슴속에 깊이 자리 잡게 되었다. '주께 받은 몸과 마음을 오롯이 도로 바쳐'가 무슨 뜻일까 생각하기도 하고 때때로 혼자 그 글을 중얼거리기도 했었다.

오랜 세월이 지나도 그 글은 내 마음에 남아있고, 40세가 넘어서야 이 글이 아침기도문 중에 들어있는 아름다운 글임을 알게 되었다. 지금 이렇게 나이가 들어도 아침에 일어나 아침기도를 할 때는 어릴 적 뛰놀던 성당의 교리실, 그리고 교리실 벽에 붙어있었던 그 글이 살아 움직이듯 내 마음을 흔들어 놓으며, 행복한 느낌이 가슴속으로부터 피어오른다.

이 감사하고 행복한 시간이 있기까지, 누군가가 그 어느 날, 아침기도문 중 마음에 닿은 '주께받은 몸과 마음을 도로바쳐'라는 한 구절을 도화지에 정성껏 쓰고, 글자의 모양대로 색칠을 하여 어느날 초등학교 2-3학년들이 미사가 끝나고 교리를 배우기 위해 뛰어 들어 오는 그 교리실, 3면이 흰색으로 칠해진 밋밋하고도 차가운 느낌의 교리실 벽에 잘 떨어지지 않을 풀이나 접착제를 가져다가 정성껏 붙였을 것이다. 그 사람은 하느님을 내 마음에 꼭꼭 넣어주었으나 나는 그 사람이 누구인지 모른다. 그 사람은 본인이 하는 그 수고가 어떤 결과가 있을지 몰랐을 것이다. 나는 그 글을 품고 살면서 주님께서 항상 나와 함께 계심을 잊지 않았다.

그 때의 고마움을 생각해 보면 가슴이 뭉클하고 눈물이 핑 돈다.
그분이 바로 우리에게는 생명을 주는 하느님이 보내신 천사인 것이다.

그렇다. 내가 지금 사는 것은 내 주변에 수많은 사람을 통해 힘들어 하는 나에게 시시각각으로 보내어 나를 보듬어주고 일으켜 세워주는 이름 모를 많은 이웃들이 있다는 것을 생각한다. 베하스(BeHaS)운동프로그램에서 보이지 않게 만나는 모든 사람은 바로 보이지 않지만 늘 마음에 있는 이웃이 될 수 있다.

3) 우연히 이웃이 되는 것

"그들은 나가다가 시몬이라는 키레네 사람을 보고 강제로 예수님의 십자가를 지게 하였다."(마태 27, 32)

"그들은 지나가는 어떤 사람에게 강제로 예수님의 십자가를 지게 하였다. 그는 키레네 사람 시몬으로서 알렉산드로스와 루포스의 아버지였는데, 시골에서 올라오는 길이었다."(마르 15, 21)

"그들은 예수님을 끌고가다가, 시골에서 오고있던 시몬이라는 어떤 키레네사람을 붙잡아 십자가를 지우고 예수님을 뒤따르게 하였다."(루카 23, 26)

이 글은 4대 공관복음서중 3개 즉, 마태오, 마르코, 루카 복음서에 있는 내용이다. 나는 성경을 읽으면서 이 시몬에 대해서 생각을 하게 되었다.

성경내용을 보면 시몬은 예수님의 제자가 아닌 듯 하며, 아마도 일이 있어 골고타 언덕 가는 길 쪽의 어디쯤을 지나가고 있었을 것이다. 그리고 많은 군중들과 군사들이 모여 있기 때문에 무슨 일이 있는지 궁금하여 사람들에게 물어봤을 것이다. 질문을 받은 사람들은 이런 큰 일이 있었던 것을 모르는 시몬에게 무식한 사람이라고 생각하여 아주 짧은 대답으로 응대하였을 것이다.

'자칭 유다인의 왕이라고 하는 예수란 사람을 십자가형에 처하려고 가고 있소'

대부분의 사람들은 십자가형에 처할 죄수라면 굳이 가까이 가지 않으려 할 것이며 멀리서 그 끔직한 광경을 구경만 해도 된다고 생각한다. 그런데 시몬은 왜 군중을 헤치고 예수님 곁으로 가까이 갔을까?

여하튼 시몬은 죄수이며 곧 십자가형에 처해지는 피투성이의 예수님 근처로 군중사이를 헤치고 가까이 다가갔다. 그때 예수님께서는 살점이 떨어져 나가는 모진 매를 맞으시고 온 몸에 피가 흘러내리는 상태로 3번이나 길바닥에 나뒹굴어 지셨다. 온몸의 살이 찢어지고 유혈이 낭자한 상태의 예수님은 이미 인간적으로 버틸 수 있는 기력은 거의 바닥인 상태였을 것이다.

나는 사랑이신 하느님을 생각해본다.

하느님께서는 당신의 사랑하는 아들, 예수님이 숨이 막힐 정도로 기운이 빠져 한 발짝도 앞으로 내딛기 어려워하는 그 길에 시몬을 보내주셨다.

시몬이 병사들의 명령에 말없이 피로 더렵혀진 십자가를 질 때, 예수님은 아셨을 것이다. 아주 잠시이겠지만 예수님은 지친 몸을 잠시 추스르실 수 있었을 것이고, 당신의 아버지 하느님께서 기력이 바닥으로 떨어진 당신아들 예수님을 잊지 않고 계시고, 지극히 사랑한다는 표시임을...!

시몬은 예수님과 가까운 사람이 아니었던 것 같다. 그럼에도 불구하고 예수님의 구세사에 이름이 남겨지는 사람이 되었다. 이는 하느님이 언제나 아들 예수님에게 그러하셨듯이, 우리가 우연히 마주한 그 사람들은 바로 하느님께서 보내신 단비같은 이웃이며, 그 사람들은 의식적으로 나를 돕던 안 돕던 간에 하느님께서 힘든 상황의 나를 돕도록 보내신 은총인 것이다.

나는 10년이 넘게 어떤 사람에게 미움과 내침을 받은 적이 있었다. 내가 떳떳하면 되지 하는 생각으로 지내왔지만 급기야 여러 사람에게 내 성품이 형편없다고 하는 비난을 하였다는 말도 내 귀에 들려왔다. 나는 거의 매일 괴로움 속에서 주님께 울부짖었다.

> "당신은 아시지 않습니까? 제가 이렇게 고통받을 짓을 하지 않았다는 것을요~~왜 저를 이 불구덩이에 넣으십니까? 저를 구해주십시오. 제가 누구에게 저의 결백을 어디서부터 어떻게 말해야한다는 말입니까?"

나는 하느님께서 나를 버리시지 않으실 것이라는 믿음은 있었으나 도무지 어떻게 해도 해결이 되지 않는 커다란 벽 앞에 서있는 느낌이었다. 특히 윗사람에 대한 이야기는 극히 조심스러울 수밖에 없었다.

어느 날 나는 내가 너무 쓸모없고 이런 일에 대처도 잘 못하는 사회성이 떨어지는 사람이며, 정말 너무 형편없는 사람으로 살았다는 생각과 이것을 해결할 수 없는 무능력함 때문에 마음 깊숙한 곳에서부터 올라오는 슬픔을 다스릴 수 없어 큰 소리로 울고 싶었는데, 학교에는 마땅히 목 놓아 울 장소가 없었다. 흘러내리는 눈물을 어찌할 수 없어 복도로 나왔는데 마침 어떤 의학과 교수님이 연구실방문을 열어놓고 있었다. 그 분은 나와 같은 가톨릭 신앙을 가진 사람으로 성품이 좋다고 느껴진 사람이었다. 나는 무턱대고 그

분 연구실 문 앞에 서서 '울고 싶은데 울 장소가 없네요. 허락해 주시면 여기서 울고 싶은데 허락해 줄 수 있나요?' 하고 물었다. 그 분은 내가 울도록 허락해 주며 소파에 앉으라고 하고 계속 컴퓨터로 일을 하였고 나는 30분이 넘게 소리 죽이며 실컷 울었다. 울음이 그치자 나는 그 교수님에게 정말 고맙다고 하면서 이젠 되었다고 소파에서 일어나니 그 교수님이 어렵게 내게 말하였다.

"몇 사람이 교수님을 나쁘다고 말해도 침묵하는 다수는 교수님을 지지합니다. 그러니 힘을 내세요." 라고 말하였다. 그리고 "병원에서 일요일마다 미사가 있으니 나오시면 좋겠습니다."하고 초대를 해주었다. 그분은 무슨 이야기를 알고 있는 듯 했으나 나는 아무 말도 묻지 못했다.

나는 그다음 일요일 마다 병원에서 하는 미사를 참석하였는데 신기하게도 미사가 시작하면 아무 이유도 없이 눈물이 쏟아져서 미사가 끝날 때 쯤 눈물이 멎었다. 어디서 그런 눈물이 나오는지 손수건이 눈물로 젖어 비틀면 눈물이 떨어졌다. 미사 때마다 손수건을 흠뻑 적셨는데 3년 정도가 되니 신기하게도 눈물이 나오지 않게 되었고 서러운 마음이 없어지고 그 사람에 대한 속상함과 미움의 마음이 사라졌다. 그리고 그 사람에 대한 두려움도 없어졌다. 내 마음 안에는 기쁨과 평화가 가득하고 자신감이 생겼다. 하느님께서 주신 선물이었다. 우연히 만난 그 교수님은 울부짖던 나에게 바로 하느님께서 보내신 이웃이다. 나는 그 때 그 교수님이 나에게 해준 그 말이 성경에 있는 말임을 몇 년이 지난 후에야 알았다.

"너희를 반대하지 않는 이는 너희를 지지하는 사람이다." (루카 9, 50)

4) 항상 곁에 있는 이웃

살아가면서 나를 스쳐지나간 무수히 많은 사람들이 내게 건네주는 눈빛, 말, 손길, 도움 들이 지금의 나를 존재하게 해준 사람들이다. 내가 아닌 다른 생명, 그 이웃이 나를 살리고 북돋아주고 힘이 되어주고 말없이, 소리 없이, 흔적도 없이, 내 곁을 떠난다. 나는 그들의 고마움을 인식하지도 못하기 때문에 그들에게 고맙다는 말조차 하지 못하고 지금껏 살고 있었다.

그러나 그들의 귀한 마음은 평생 내 곁을 지키고 있으며 이들이야말로 내가 살아있는 동안 항상 내 곁에 있는 이웃이다.

나는 어릴 때 철이 없었다.

그 당시 우리 부모님께서 몹시 건강이 나빠지셔서 두 분 다 누워계셨고 초등학교 5학년인 언니가 사방으로 뛰어다니며 우리 5남매를 먹여 살렸다. 그 당시 2학년이었던 나는 우리 집 사정이 얼마나 어려웠는지 잘 기억하지 못한다.

그러나 언제부터인지 광주리를 이고 우리 집에 가끔씩 찾아오는 빵 아주머니는 기억하고 있다. 나는 지금도 그분이 어디에 사는지, 무슨 생각으로 광주리에 이었던 커다랗고 탐스러운 식빵 덩어리를 우리 5남매에게 주었는지 모른다. 우리는 그분을 빵 아주머니라고 불렀다.

지금 기억에 그 분은 비교적 큰 몸집에 하얀 수건을 머리에 동이고 검정 치마와 저고리를 입으신 분이었다. 빵 아주머니가 크고 고소한 향기 나는 식빵을 광주리에 이고 우리 집에 나타나시면 우리는 큰 소리로 떠들며 즐거워하였다. 그 빵 아주머니가 우리 집을 들러 4개의 식빵이 연결된 큰 식빵덩어리를 주시면, 그 날 우리는 향기로운 빵 냄새를 맡고 마냥 행복했고, 부드럽게 속이 찢겨지는 맛있는 그 식빵으로 배불리 먹고 신나게 웃고 떠들었던 기억이 난다.

빵 아주머니는 빵을 만들어서 광주리에 이고, 이집 저집 다니면서 빵을 팔아 매일을 살았던 사람일 것이다. 그렇게 빵을 팔러 이집 저집 다니다가 우연히 우리 집 사정을 알았을 것이며, 자신도 넉넉지 않았지만 그 어린 5남매가 대책 없이 살고 있는 집을 지나갈 때마다 마음이 아파서 그 소중하고 귀한 빵을 우리에게 무상으로 준 것이다. 빵 아주머니는 어느 날 부터인가 오지 않으셨다. 아마도 신상에 이상이 생기거나 이사를 가셨거나 일을 그만 두셨을 것이다. 그분은 우리 가족에게 아주 짧게 스쳐 지나간 이웃 중 한 분이었으나 50년이 지났어도 따뜻함이 가득 한 천사로 기억하고 있다.

1960년대 그 어려웠던 시절, 자신의 삶을 이어가는 중요한 자원인 빵을 스스럼없이 주셨던 그 빵 아주머니에 대한 기억은 내 마음에 아직도 남아 있다.

아마도 나는 이 세상을 하직할 때 그분에 대한 감사를 가지고 하늘로 올라갈 것이다. 빵 아주머니는 내마음속에 항상 곁에 있는 이웃이다.

5) 신앙안에서의 이웃

많은 어르신들이 경험하는 것은 그동안 아는 사람이 많았는데 어느새 찾아오는 사람도 줄어들고 쉽게 연락할 사람이 없다는 것을 알게 된다고 하셨다. 더 어려운 일은 어르신 스스로 새 친구를 다시 사귀기가 쉽지 않다는 것이다. 모두 다 마음을 나누었던 친구를 떠나보낸 마음 아픈 상처들이 있기 마련이다. 주변에 알고 지내던 사람들이 하나, 둘 떠나면 홀로 남은 어르신은 어두운 밤이 오면 더욱 힘들어진다.

그럼에도 불구하고 많은 어르신들은 친구를 새로 사귈 이유가 없다고 하신다. 서로를 알아가기에는 남은 시간(여생)이 많지 않고, 굳이 그렇게 알아야 할 목적도 없다고 하였다. 그냥 어르신 탁구모임에서 만나 탁구를 치며 시간을 보내고 때로 밥도 같이 먹지만 대부분 시합이 끝나면 헤어져 각자의 길로 가는 것이다. 잠시의 기쁨이 있었으나 그 뿐, 오늘 하루를 무료하지 않게 잘 보냈다는 생각뿐이다. 누가 탁구모임에 연락도 없이 나오지 않고 있으면 그려려니 한다. 살아있으면 나오겠지...

이러한 만남은 일상적인 만남이지만 교회공동체에서의 만남은 다르다. 하느님의 자녀라는 귀한 인연이 있기 때문이다. 개인 대 개인으로 만나는 것이 아니라 주님을 따르는 사람들이 함께 주님 안에서 웃고 기뻐하며, 함께 울고 슬퍼하며, 서로를 의지할 수 있기 때문이다. 매일 만나지 않아도 기도중에 우리는 서로 만나고 있다.

오후에 아무도 반기지 않는 집에 독거노인이 혼자 들어가도 십자고상에서 예수님이 기다리시고 탁자위에서 성모님이 반기신다. 얘야~ 이제까지 너를 기다렸단다. 너는 오늘 하루 귀하게, 행복하게 잘 지냈느냐?

반갑게 예수님과 성모님께 잘 다녀왔다고 인사하고, 겉옷을 벗어 걸고나서 그 앞에 앉아 오늘을 나에게 허락하심에 주님께 감사드리면서 묵주를 들고 기도하기 시작한다.

> '지난번 성당에서 제 옆에 앉아있었던 그 사람을 축복해 주세요. 매일미사책을 더듬거리며 찾는 저를 위해 페이지를 잘 찾아주었습니다.'

> '오늘 미사에서 귀가 잘 안 들리는 저를 위해 큰 소리로 강론을 해주신 신부님을 위해서 기도합니다.'

> '오늘 건널목을 빨리 건너지 못하고 미적대는 저에게 큰소리로 나무란 그 빨간 차를 탄 남자의 마음의 평화를 위해 기도합니다. 아직 안 늙어봐서 노인이 급하게 길을 건너는 것이 쉽지않다는 것을 잘 모르는 거지요.'

> '오늘 성당에서 우리 노인대학 어르신 점심을 준비하고 애쓴 선생님들과 봉사자들을 위해 기도합니다. 주님 그분들에게 오늘도 기쁨

과 평화 가득하게 해 주세요.'

'내 아이들을 위해 기도합니다. 제각각 살기에 바쁘지만 그래도 주님을 떠나지 않고 있는 그 아이들을 축복해주시고 매사를 주님께서 이끌어주세요.'

성당 공동체에서 만나는 많은 사람들은 기도를 통하여 만난다. 노인대학 선생님, 봉사자들은 다음과 같은 기도로 일을 시작한다.

'주님, 오늘 저를 통하여 주님께서 이 어르신들께 임하시고 주님의 평화와 기쁨을 나누어 주십시오.'

주님의 공동체에서 만나는 이웃은 매일 같이 있지 않지만 기도 안에서 항상 곁에 있는 이웃이다. 서로를 격려하고 서로를 감싸주며 애틋하게 여기며 깊이 친교하지 않아도 서로를 신뢰하고 존중하는 이웃인 것이다.

이 글을 읽는 분들도 그동안 스쳐간 사람들을 생각해 볼 수 있다. 이웃은 바로 하느님께서 내게 주신 은총인 것이다. 내가 끝이 없이 추락하여 무너져 내릴 때에도 나를 잠시 일으켜 세우고 힘을 주는 이웃이 존재하는 것을 느끼면 자존감이 증가하게 된다. 자존감은 현재의 내가 어떤 상태라도 나는 소중한 존재라는 것을 인식할 때 생기는 것이기 때문이다.

나에게 있어 무엇이 내 삶을 지탱하는 것인지 잘 알 수 가 없을 때, 우리는 다시한번 하느님께 마음을 돌려야 할 때이다. 이 나이가 되도록 치열하게 산 내 삶속에는 하느님의 은총으로 가득했고, 더군다나 내가 알지못하는 이웃을 보내주시어 나를 지금까지 사랑하시는 하느님께 감사하며, 하느님의 은총인 이웃에게 고마운 마음으로 나도 그런 이웃으로 그들에게 존재해야겠다는 결심을 해 보는 것이다.

그들이 내가 잘 아는 이웃이던, 내가 잘 모르는 이웃이던 간에 그들의 어려움을 인지하고 내가 그들의 이웃이 되는 존재로 사는 것, 그것이 주님께서 우리에게 바라시는 것이다. 베하스(BeHaS: Be Happy and Strong) 정신은 바로 여기에 있다!!!

주님을 의식하면서 그 안에 머무를 때 자존감이 성장하게 된다. 자존감은 우리의 이웃의 고마움을 느끼며 내가 그들의 이웃으로 살아갈 때 내 안에서 성장한다. 자존감은 이웃을 생각하고 배려하고 도와줄 때 성장을 하며, 자존감이 높을수록 자신의 삶을 열정적으로 살려고 노력하며 이타심이 높아지게 되는 것이다.

주님께서는 우리가 높은 자존감을 갖고 살기를 원하실 것이다.

우리의 자존감의 주체는 누구인가.
바로 하느님이시다!!!

4. 자존감(self-esteem) 세우기

1) 자존감이란?

많은 학자들이 자존감(self-esteem)을 다음과 같이 정의하였다. 자아존중감은 자아개념(self-concept)의 평가적인 요소로서 자신을 긍정적으로 수용하고 가치있는 인간으로 인지하는 것이며[20], 또한 자존감이란 자신에 대해 가치를 부여하고 사랑 및 인정을 받고자 하며 다른 사람보다 훌륭하기를 원하며 자신을 사랑하는 심리적 상태를 말한다[19]. 또한 자존감은 자신에 대한 총체적인 긍정적 평가를 말하는데, 자존감은 자신감(Competence)와 가치(worth) 영역이 있다. 즉 자신을 무엇인가 할 수 있는 존재와 효능감(efficacious)을 가진 존재로 인식하는 것이며 스스로를 가치 있는 존재로 인식하는 것이다[21].

결국 자존감은 자신이 스스로에 관하여 갖는 존중의 느낌이며 자신의 강점과 약점을 받아들이는 것이다[29]. 즉 자아존중감은 살아가면서 부닥치는 다양한 자극에 대해 자신을 많이 옹호하며 지켜내려고 하는 내적인 힘이며, 그 사람이 스스로 지향하는 방향으로 끝임없이 변화하려는 내적인 힘이다. 그 바탕에는 '내 생명은 외적인 자극 무엇보다도 더 소중하다'라는 대 전제가 깔려있는 것이다.

자존감이 지나치게 낮으면 우울, 불안, 열등감, 분노 등의 부정적인 정서를 가질 수 있으며 방어적 태도, 자기비하의 말을 함, 일에 집중하기 어려움, 불면증, 자신감 결핍, 다른 사람의 긍정적 피드백이나 칭찬을 받아들이기 어렵다[29].

우리의 진짜 모습은 하느님께서 만들어주신 모습으로 아기와 같은 모습이다. 눈이 빛나고 호기심이 있으며 싫고 좋은 것을 그대로 내색하며 밝고 명랑하다. 그 모습이 진짜 나의 모습이다. 성장하면서 남을 배려하는 의미로

싫은 표현을 우회적으로 하지만 내 안에서 싫고 좋은 것은 분명히 존재한다.

남이 하는 말에 쉽게 상처받고, 괴로워하며, 남에게 자신의 생각을 잘 표현하지 못하고, 즐겁게 사는 것이 아니면 진짜 자기의 모습대로 사는 것이 아닐 수 있다. 진짜 자기의 모습을 찾아가는 것은 쉽지 않다 그러나 때때로 잠시 멈추어 서서 자기의 내적인 감정을 살펴보는 것도 방법이 된다.

건강한 자존감을 가진 사람은 편안하고 기쁘며, 자유롭고, 새로운 것에 호기심이 있으며, 작거나 큰 목표를 가지고 열정적으로 그 일을 추진한다. 추진하던 일이 실패해도 실패의 원인을 분석하여 다시 도전하고, 남과 비교하여 자신을 멸시하거나 비하하지 않는다. 또한 타인의 감정에 공감하며, 아낌없는 사랑을 표현한다. 즉, 자존감이 높은 사람은 축복을 생각하는 습관, 도와주는 습관, 관리하는 습관, 운동습관 등 행복의 습관을 가지고 있다[29].

'나의 건강상태가 좋다'라고 생각하는 노인은 자존감이 높게 나타났다는[31] 연구를 보면 자존감과 건강상태가 아주 밀접하다는 것을 말해주고 있다. 즉 만성질병을 가지고 있거나, 사랑하는 가족이 아프거나, 노화로 인해 신체적, 심리적, 사회적으로 어려움이 있으면 서서히 자존감이 저하되기 시작한다. 이전과 달리 나의 뜻대로 되는 일이 아주 많이 적어지면서 '나는 소중한 사람이 아니다' 라는 생각이 더 지배적으로 많아지기 때문이다. 따라서 노년의 자존감을 높이는 전략 중 하나는 건강을 유지하고 증진시키는 것이 필요하다.

베하스(BeHaS) 프로그램은 질병이 있거나 독거어르신, 스트레스가 많은 어르신들의 자존감을 높임으로서 어르신들의 건강을 유지하고 증진시키는데 도움이 되는 종합프로그램이다.

2) 자존감의 중요성

엄마와 함께 나들이 나온 아기를 본적이 있다.

아기의 눈은 빛나고, 뒤뚱거리지만 걸음걸이는 당당하다. 엄마가 옆에 있는 엄마를 쳐다본 다음에 용기를 내어 앞으로 걸어보기도 하고 뛰어보기도 하다가 뒤를 돌아다 보며 엄마가 자기를 보고 있는 것을 확인한다. 그리고 옆에 있는 다른 아기를 건드려보기도 한다. 그 옆의 아기도 엄마가 옆에 있건만 그 아기는 아랑곳 않는다.

그 아기 안에 큰 믿음이 있기 때문이다. '엄마아빠와 함께 있으면 두려울 것이 없다. 나는 그렇게 사랑받는 존재이다'라는 것이다. 아기들은 엄마와 아빠 같은 무조건적인 사랑을 퍼부어주며 나를 위해서 혼신의 힘을 쏟는 사람이 옆에 있을 때 무서운 것이 없다. 이러한 믿음이 깨어질 때 아기들은 분리불안이 나타나고 이를 견디기 어려워 몸부림치며 울게 된다.

어른이 되어도 마찬가지이다. 내가 어떠한 실수를 하던지 내가 어떤 위치에 있던지 나를 사랑하시는 부모님이나 형제자매가 있으면 그 사람은 항상 자신과 남 앞에 당당하다. 그러나 그렇지 않은 사람은 늘 마음 한구석이 비어있어 자신에게도 남에게도 당당하게 서지 못한다.

나라는 존재는 무엇이었는가?

이 세상에 나는 어떤 가치가 있는 존재인가?

다른 사람들이 나에게 더 이상 기대를 하지 않는 사람이라고 해도 나는 아직도 무한한 가치가 있다.

나는 하느님의 모상을 닮은 그분의 사랑의 열매이기 때문이다.

나를 사랑하는 그분이 있기에 나는 당당할 수 있다.

내 생명의 근원이신 하느님은 내가 상상할 수 없는 사랑으로 매순간 나를 감싸고 있어 나는 마치 자궁 속 양수 안에 떠있는 아기처럼 편안하고 따뜻하다.

아우구스티누스는 모든 사람은 행복을 추구하며 인간이 이를 얻기 위해서는 의지가 가장 필요하다고 하였다. 의지에 의해서 칭찬할만하고 복된 삶을 얻을 만하며, 추루하고 비참한 삶을 당하더라도 이는 의지에 의해서 진다고 하였다. 즉 선을 획득하는데서 발생하는 기쁨, 평온하고 고요하고 항구하게 혼백을 고양시키는 그 기쁨을 행복이라고 정의하였다. 즉 인간은 행복을 얻기 위해서 선을 추구하는 의지를 필요로 한다[32].

자유의지는 인간의 선으로서 하느님께로부터 유래했다. 하느님께서 우리에게 자유의지를 주셨음이다[32]. 인간의 의지가 우리의 인생의 결과를 결정하나 이 안에 하느님의 은총이 들어가 있어서 항상 선으로 가도록 이끌어 준다. 즉 우리를 무조건적으로 한없이 사랑하시는 하느님의 큰 섭리 안에 우리는 살고 있는 것이다.

자유의지는 우리가 한 사람으로 매순간 소중한 결정권을 가졌다는 점에서는 축복이지만 그 자유의지대로 행함에 따라 나타나는 결과도 내 책임이라는 것을 잊어서는 안 된다. 그러므로 내 자유의지대로 우리는 절제되지 않는 음주나 흡연, 짜게 먹는 등의 좋지 않은 생활습관을 가지면 나도 모르는 사이에 고혈압, 당뇨병, 고지혈증, 비만, 심혈관 장애 등 만성질병이 발생하고 그 질병과 함께 사는 동안 고통을 받을 수 있다.

누이만 제외하고 가족 모두가 강제수용소에서 몰살을 당하고, 가진 것을 모두 잃고, 모든 가치가 파괴된 상황에서 추위와 굶주림, 잔혹함, 죽음의 공포가 자신에게도 시시각각으로 닥치는 상황에 처했다가 구사일생으로 살아난 빅터프랭클은 그의 저서 '죽음의 수용소에서(Man's search for meaning)[14]'

다음과 같이 말하였다.

> 평범한 삶에서는 당연한 모든 것이 철저히 유린당하고 박탈당한 상황에서도 인간이 가지고 있는 마지막 자유인 "주어진 상황에서 자신의 태도를 취할 수 있는 자유는 있다."

즉 헤어날 수 없는 극심한 스트레스를 겪을 수 밖에 없는 환경에 처해 있다하더라도 사람은 이 어려움을 극복할 자유가 있으며, 반대로 어려운 상황을 분석하여 스스로 변경 할 자유도 있다는 것이다.

베하스(BeHaS)프로그램은 이러한 자유의지의 남용에서 다시 하느님을 돌아보고 하느님의 뜻을 음미하며 생활패턴을 바꾸는 내 자유의지에 따라 신체적 측면의 건강관리를 할 수 있도록 구성되어있다. 또한 내 의지에 따라 심리적 건강을 높일 수 있도록 자존감을 향상시키는 전략에 반복적인 노출을 통해 심리적 건강을 유지, 증진할 수가 있다.

건강한 사람들도 남이 나를 내가 생각하는 것 이상으로 평가할 때 스트레스를 받게 된다. 사람들은 나를 능력있다고 보고 있으나 나는 그렇게 생각하지 않는 경우에도 심리적인 상처를 받게 된다. 예를 들어 사랑하는 부모님이 아들에게 모든 재정적 지원을 해주면서 외국의 우수대학을 들어가기를 고대 할 때, 다음과 같은 심리적 상처가 생길 수 있다. 즉, 노력에 비해 목적한 성과가 보이지 않을 때, 많은 사람들은 그 책임을 자신에게 돌려 '나는 능력이 없다. 나는 너무 힘이 들어서 더 이상 할 수 없는 사람이다. 나는 일이 잘 안 풀리는 사람이다. 나는 무능하다. 나는 이 스트레스를 더 이상 지탱하기 어렵다'라고 서서히 자신을 질책하게 된다.

이러한 심리적 상처는 하느님께 나아가는 데 장애가 된다. 왜냐하면 내가 어떠한 사람이든지 항구하게 나를 믿어주고 사랑하며 기다려주는 사랑이신 하느님이 계시다는 것을 믿는 것을 방해하기 때문이다. 또한 내가 세운 목적이 하느님 뜻과 맞지 않을 수도 있다.

더군다나 이러한 어려움에서 스스로 선택할 수 없는 상황이나 위치에 있다면 이 상황에서 발생하는 심리적인 스트레스에서 벗어나려고 시도를 한다. 즉 새로운 즐거움을 찾으려하고, 새로운 돌출구를 찾아 스트레스를 낮추고자 노력하게 된다. 그러나 감당해야할 어려움이 없어지는 것은 아니다. 잠시의 스트레스를 낮추는 외도를 한 후에 다시 그 어려움에 돌아올 수 밖에 없는 상황이라면 이 스트레스를 받는 사람은 소화불량, 불안, 불면증, 우울감 등을 호소하게 된다. 또한 스트레스의 증상완화를 위해 시도하는 음주, 흡연, 지속적인 간식섭취나 균형 잡히지 않은 식사섭취, 빠른 식사섭취, 움직이지 않음 등과 같은 좋지 않은 생활습관이 지속되면서 소화불량, 비만, 당뇨병 등의 생활습관병이 발생할 수도 있다.

스트레스의 증상완화를 위해서 가장 좋은 방법은 스트레스의 원인을 생각해보고 앞으로의 행동을 결정하는 것이 필요하다. 좋지않은 생활습관으로 스트레스를 다스리려고 하는 것은 자신의 몸을 함부로 다루는 것이나 같은 것이다. 결국 생명유지를 어렵게 하는 만성질환에 고생하게 된다.

예전에 나는 견디기 힘든 인간관계와 관련된 스트레스를 받을 때 그 안에 머물렀었다. 아니 사실은 내가 그 스트레스를 붙잡고 있는 것 같았다. 모든 일상생활에서도 나는 그 스트레스를 생각하고 있었다. 오랜 시간이 지나도 스트레스에 대한 해결점은 찾지 못했다.

결국 나는 그 스트레스를 가지고 하느님께 원망과 호소를 하면서 나를 도와주십사고 읍소하였다. 매일 매순간 스트레스가 생각나면 '저를 이 고통에서 살려 주십시오. 저를 그만 힘들게 해주십시오. 당신은 저를 잘 알고계십니다. 제가 가진 장점과 단점, 그리고 저의 순진함과 교활함까지도 너무도 잘 아시는 분이시지 않습니까. 저를 이 도가니에서 구해주십시오.'라고 부르짖었다. 지금에 와서 생각해보니 내가 그러한 고통속에서도 당당하게 살았던 것은 내 목숨의 주인이신 그분이 나를 잘 아시고 계시며 나를 사랑하신다는 확신이 있었기 때문이다. 그러나 아하!!! 지금에 와서 생각이 난 것은 그처럼 오랜 세월을 통해 하느님께서 나에게 하신일은 나를 당신에게 머무르게 하시며 힘과 용기를 넣어주신것을 알게 되었다.

3) 자존감을 높이는 방법

사람은 성장하면서 매순간 사랑을 표현하는 지지를 받을 때 자존감은 높아질 수 있다. 그러나 누가 매 순간 나를 지지하면서 나의 자존감을 높여줄 수 있는가. 모든 사람은 살면서 심리적 상처를 입게 된다. 그 때 스스로 자주 자신을 통찰해 보는 것이 필요하다.

나는 왜 지금 속상한가? 내가 잘못한 것에 기인한 것이라면 속상할 일이 없다. 잘못을 스스로 시인하고 앞으로 잘하려고 노력하면 되는 것이다. 다른 사람이 잘못한 것이면 그 책임은 그 사람이 지는 것이다. 나는 그 사람이 잘할 수 있도록 도와주면 되는 것이다. '통하는 기도'를 보면 상처에 대한 자가 치유방법으로 '이것은 내 책임이다'라고 말하는 것이라고 권고하고 있다[30].

그러나 세상이 그렇게 쉽고 녹녹하지만은 않다. 그래서 우리는 누구에게든지 지지하는 행동을 하면서 타인을 도와주고, 그렇게 행동함으로서 자신은 좋은 사람이고 잘하고 있다고 느끼며, 동시에 자존감이 올라갈 수 있다.

토니 험프리스는 사랑을 표현하는 전형적인 지지행동은 수용, 애정, 보살핌, 칭찬, 인정, 존경, 도전, 동정심, 위기감과 안도감의 표현, 공평함, 필요한 것을 제공함, 친절, 지지, 이해, 정의. 따뜻함, 애정어린 양육 등이 있다고 하였다[33]. 이러한 지지행동을 하는 사람뿐 아니라 지지행동을 받는 사람도 함께 자존감이 성장할 수 있다.

내가 힘들 때 누군가가 나를 위해 울어주고, 기도해주고 축복해주는 것을 안다면 내가 소중한 사람이라고 느끼게 된다. 그러면 사랑받고 있음을 인지하게 되고 힘이 나며, 나는 소중한 사람이라고 생각이 된다. 바로 그러한 생각은 자아존중감을 높이게 된다. 누구에겐가 카톡이나 문자로 격려의 말을 받으면 때때로 나를 다시 돌아보면서 기뻐하게 된다.

자존감 증진 전략을 한마디로 한다면 하느님께 대한 믿음을 가지고 사는 것이라고 생각한다. 안토니오신부의 치유피정저서인 '아주 특별한 순간'을 보면 성직자, 수도자를 포함한 모든 사람은 위기를 겪고 있으며, 누구도 자유롭지 않은 인간이므로 우리 삶에서 하느님을 중심으로 두고 살아야한다고 하였다[34]. 믿음은 하느님의 은총이며 선물이므로 스스로 나는 하느님을 믿는다고 하여도 진정 믿는 것이 아닐 수 있다고 하면서 끝임 없이 믿음을 청하라고 하였다.

예전에 나는 예전에 나는 한국가톨릭간호사협회에서 강의를 한 적이 있었다. 나는 "혹시 일하는 간호현장에서 아무도 나를 믿어주지 않고 어떤 사람이 나에게 손가락질을 한다하더라도 절대 마음에 상처를 입지 마십시오. 모든 사람이 다 오해를 한다하더라도 주님께서는 나를 알고계시며 내가 그렇게 나쁘고 형편없는 사람이 아니라는 것을 알고계시기 때문입니다. 주님께서는 여기계신 모든 분들을 있는 그대로 사랑하시기 때문입니다." 이 말을 하는 순간 어떤 간호사가 울기 시작하였다. 나는 강의를 하면서 진심으

로 그 사람을 위해 화살기도를 하였다. '주님, 저 분을 상처에서 치유시켜주십시오.'

사실 나도 눈물이 나올 것 같았다. 나도 작은 공동체에서 심한 오해를 받고 모욕을 받은 적이 있었기 때문이다. 나는 무조건 주님께 매달렸었다. 나는 많은 시간을 울면서 괴로워하였으나, 주님께서 나를 사랑하시며 나를 버리지 않으실 것을 믿었다.

오랜 고통의 세월이 지난 후 주님께서는 내 명예를 회복시켜주셨다. 그때서야 비로소 나는 주님께서 여리고 쉽게 상처를 받는 나를 강하게 만들어주시려고 이러한 가시를 내게 주셨음을 깨달았다. 사실 나는 남에게 잘난 척하고 싶은 욕구와 내가 스스로 노력하여 나를 어느 수준까지 올려놓았다는 교만함으로 가득 차 있었다. 나는 인간이 세운 목표라 할지라도 이루시는 분은 바로 하느님이시며 그 자체가 은총이라는 생각은 하지 못하였다. 그 당시에 나는 내 머리의 작은 혈관 하나가 파열되어도 생명이 위협받을 수 있는 여린 생명체임도 잊었고, 내 숨을 쉬는 모든 순간들을 하느님께서 관장하신다는 사실도 생각하지 않았었다.

살아온 매 순간들이 모여 오랜 시간을 통해 주님께서 무상으로 주신 은총으로 나는 이렇게 살아왔으며 지금의 내가 존재하고 있다는 것을 알게 되니 참으로 감사하고 기쁜 일이다. 살면서 내가 경험한 것은 자존감은 변함없는 하느님의 사랑을 믿는 것에서 시작되는 내적인 파워라는 것이다.

지금도 나는 자주 이 성경 귀절을 읽으면서 힘을 얻는다.

> "너는 내 은총을 넉넉히 받았다. 나의 힘은 약한 데에서 완전히 드러난다."(2코린 12, 9)

4) 건강한 자존감

자아존중감이 건강하다는 것은 매순간 살면서 하느님께 감사를 하고 현재를 지내는 것이다. 사람이 현존 하는 것은 가까운 미래에 관한 작은 목표를 가지는 것도 포함이 된다. 대부분 노인들은 '내가 70세인데 더 무슨 목표를 가지는가?', '나는 80이 넘었는데 이제 와서 무엇을 더 바라는가? 더 바란다면 욕심이므로 나는 바라는게 없다' 라고 생각을 할 수 있다.

그러나 이 세상에 사는 동안 매일 아주 작은 목표를 갖는 것이 중요하다.

- 나는 사람을 만나면 웃으며 이사하고 축복의 말을 해준다.
- 나는 매일 5분간 내 발을 주물러서 혈액순환을 원활하게 한다.
- 나는 하루에 30분이상 동네를 걷는다.
- 나는 하루에 한번 남을 도와준다.
- 나는 매일 거울을 보면서 나에게 '나는 내가 참 좋다'를 말한다.
- 나는 아침을 꼭 먹는다.
- 나는 가족과 이웃을 위해 매일 묵주기도를 5단 봉헌한다.
- 나는 매일 친구 한명 이상에게 안부문자를 한다.

이러한 작은 목표를 계획을 한 후 실천하면 스스로가 대견해진다. 작은 목표는 나를 위한 것도 있지만 이타적인 것을 실천 할 때 더 기쁘고 내 스스로가 세상에 쓸모 있는 사람이라고 생각이 된다.

류마티스관절염을 가진 사람은 늘 통증으로 힘들어 한다. 병원외래에는 통증이 있는 많은 환자들이 날카롭게 사람들을 관찰하면서 누군가 진료차례를 새치기하는지를 감시하고 있었으므로 외래의 분위기는 살벌하였다. 그런데 류마티스관절염으로 두 발목이 고정되어 걷기도 어려운 여자어르신은 아침부터 외래에 앉아있었으며, 진료순서가 지나갔을 것 같은데도 여전히 평온한 얼굴로 앉아있었다. 나는 그 어르신께 가서 진료순서가 지난 것 같은데 왜 가만히 계시냐고 물어보았다. 그분은 내게 함박웃음을 보내면서 아무렇지도 않은 듯 말했다.

> "나는 잘 걷지도 못하고 잘 움직일 수 없어서 남을 도울 수 없어요. 그런데 나는 더 아픈 사람들에게 진료순서를 양보하는 것은 할 수 있답니다."

자신이 할 수 있는 것을 찾아서 기쁘게 실천하는 것이 그분의 삶의 중심이며 그런 마음으로 사니 평정심도 생기고 매사에 너그러워졌다고 하였다. 그분은 아주 건강한 자존감을 가지고 있었다.

건강한 자존감은 공감. 정서적 유용성, 예측가능성을 지니고 있다[29]. 타인의 경험과 감정을 느낄 수 있는 능력인 공감과 타인과 자기에게 정서적으로 도움이 되는 정서적 유용성과 무슨 일에도 내가 반응하는 것을 대체로 유사한 반응을 보이기 때문에 이를 예상할 수 있다는 것이 예측가능성이다. 즉 어려운 일을 마주할 때 어떤 사람은 늘 어떤 패턴으로 반응한다는 것이다. 항상 그렇지만은 않지만 반응하는 것을 자신도, 남들도 대략 예측할 수 있다.

살면서 작은 목표를 세우고 실천하는 것, 남의 기쁨과 고통을 함께 느끼는 것, 그리고 남을 위해 기꺼이 자신을 내어놓는 삶을 사는 것은 건강한 자존감을 가진 사람의 삶의 패턴이다.

남을 위해 기꺼이 자신을 내어놓는 삶을 사는 것은 흔히 봉사라고 한다. 가장 큰 봉사는 성직자, 수도자와 같이 이웃을 위해 자신에게 주어진 모든 시간과 모든 능력, 자신의 소중한 생명을 내어놓는 것이다. 누구의 강요가 아니라 스스로 결정한 대로 매 순간 자신과 싸우면서 자신의 모든 삶 자체를 남을 위해 내어놓는 것은 아무나 할 수 있는 것은 아니다. 이것은 하느님의 은총 없이는 불가능하다고 생각한다.

5) 집단안에서 생기는 자존감

여러 연구보고서에서는 자존감을 무엇을 한 후에 변화가 되는 결과(outcome)변수로, 자신에 대한 긍정적인 평가를 유지하고 증가시키는 자기동기(self-motive)로, 또한 위해가 되는 경험으로부터 자신을 보호하려는 자신을 위한 완충(buffer)으로 연구되고 있다[21].

특히 집단 내에서 정체성에 대한 확인(verification)은 가치와 역량감(competency)을 유발시켜 자존감이 증가된다. 사람들이 어떤 상황에서든 자신들의 정체성이 집단기반 정체성과 일치하면 그러한 효과적인 행동을 통해 자존감은 증가한다. 반대로 일치하지 못하였을 때 스트레스로 인지하면서 자신을 보호하려고 애쓰는 동안 문제가 해결되어도 자존감은 감소된다. 이러한 집단 내에서의 발생하는 자존감은 집단에서 자신이 존재할 때 생성이 되고 집단에서 이탈하는 순간 사라질 수 있다.

관절염으로 고생하는 중년과 노년의 여성들을 위한 8주간의 베하스운동 프로그램을 진행하는 동안 만났다. 그분들은 서로 지지하면서 즐겁게 노래도 부르면서 베하스운동 프로그램 팀에 속해 있는 것에 대해 만족해하고 베하스운동 팀이라고 사람들에게 자신을 소개하였다. 물론 나는 프로그램이 운영되는 동안 서로에게 관심을 가지게 하였고 서로를 보듬어주도록 교육하였다.

그분들은 8주 동안 자신감이 넘쳤고 눈에는 빛이 났으며 볼에는 생기가 돌았다. 만나면 서로서로 눈을 마주치며 웃었고, 누가 힘들다고 하면 위로하였으며, 누가 결석하면 전화로 안부를 묻고, 서로를 껴안으며 신나게 움직였다. 베하스운동 프로그램을 진행하는 동안 잘 모르던 사람들과 아주 친해졌고 실제로 친밀감이 증가하였다[28]. 친밀감의 증가는 소집단으로 수중운동 프로그램을 운영할 때에도 나타난 좋은 현상이었다[35]. 그러나 8주가 지나 수료식을 하고 팀을 해체하고 나니 서로 연락도 안하고, 모래알처럼 흩어져 버렸다. 때로 베하스운동 프로그램에 참여하였던 분들을 만나면 '우리 그때 모여서 운동 할 때가 제일 좋았지요~~.'하고 그리워한다.

작은 모둠을 지속적으로 유지하는 것은 노인들에게 필요하다. 그 모둠에서 소속감이 생기고 외로움이 감소되며 무엇인가 본인이 모둠의 구성원으로서 소중한 사람이라고 느끼게 된다. 모둠안의 노인들은 모두 모둠의 가치를 공유하며 모둠이 좀 더 소중하고 귀한 일을 위한 목표를 가지길 소망한다. 즉 노인들은 시간이 가장 큰 자산이므로 천천히 점진적으로 모둠이 훌륭하게 변화하는데 스스로가 무엇인가 기여하고 싶어 한다. 아무리 작은 목표라도 집단의 발전을 위해 기여할 수 있다면 그분들의 자존감은 높아지게 된다. 바로 이러한 부분이 공동체 안에서의 자존감 향상이 노인들에게 중요한 것이다.

5. 베하스(BeHaS)운동프로그램의 원리

베하스(BeHaS)운동프로그램에는 4개의 기본원리가 있다. 이 4개의 기본원리는 베하스(BeHaS)운동프로그램을 정신을 구현하는 것이고 프로그램 운영의 근본이 되는 중요한 부분이다. 즉 이 세상에 살아야 할 이유 찾기, 남을 배려하기, 자존감 올리기, 서로 간에 사람 돌봄 실행하기이다.

1) 이 세상에 살아야 할 이유 찾기

(1) 살기로 결심하기

중학교 1학년 때 나는 꿈이 많았다. 영화배우도 되고 싶고 성악가, 화가도 되고 싶었다. 무엇이던 잘할 수 있을 것이라는 막연한 느낌이 이유 없이 가득하던 그 시절에, 어느 유난히 화창하던 그 봄날에 영어선생님의 열띤 강의도 바람으로 날려버리고 교실 창밖의 보랏빛 라일락향기에 심취해 살다가 첫 중간고사 성적표를 받았다. 담임선생님께서는 성적표에 부모님 날인을 받아오라는 숙제를 주셨다. 내 성적은 우리 반 전체에서 거의 마지막 근처에 있었다.

그 날 나는 이 성적표를 가지고 부모님을 뵙기가 부끄러워 죽어버려야겠다고 결심하면서 학교 앞 개울을 건너지 못하고 저녁 어스름까지 개울근처를 서성이며 어떻게 죽어야 할지를 생각하면서 처절한 괴로움에 고통스런 시간을 보냈다. 나는 중간시험에 대비할 노력을 잘 하지 않았다는 것과 그 어려운 시기에 중학교에 보내주시고 교복을 사 입혀주시며 아침에 맛난 도시락을 사주시면서 잘 다녀오라고 웃음을 안겨주신 엄마와 아버지가 실망하실 얼굴을 떠올리니 정말 얼굴을 들고 집에 갈 면목이 없었다. 그러다가 더 이상 지체할 수 없는 저녁 어두움이 거리를 채울 즈음 나는 어둠의 무서움도 있었지만 나름 특단의 결심을 하였다.

'죽지말자, 가서 부모님께 사죄를 하고 다시 열심히 살아서 좋은 성적으로 부모님을 기쁘게 해드려 보자.'

내가 빠른 걸음으로 집으로 가는데 대문 앞에 엄마께서 서 계셨다. 전화도 없는 그때에 애타게 나를 기다리신 것이다. 나는 왈칵 눈물을 쏟으며 엄마 품에 안겨 잘못했다고 말을 했다. 엄마는 아버지께서 걱정하신다고 얼른 집안으로 들어가지고 하셨다. 초조하게 나를 기다리셨던 아버지를 뵙자마자 나는 엉엉 울면서 성적이 너무 형편없이 나와서 개울에 빠져 죽어버리려고 했다고 그래서 늦었다고 말씀을 드렸다. 걱정으로 입이 마르신 부모님은 나를 끌어안고 많이 걱정하셨다고 하셨다. 그리고 성적이 어떻게 나오던지 나를 사랑한다고 말씀하셨다.

나는 그날 결심을 하였다.

'그래, 다음에는 더 열심히 해보자. 나를 사랑하는 부모님을 더 이상 걱정 시켜드리지 말고 기쁘게 해드리자.' 내가 어떤 사람이던 나를 사랑하는 부모님이 계시는 한 나는 그분들 마음에 슬픔을 드리지 말자고 결심을 하였다. 그리고 내가 살아가는 동안 견디기 어려운 일이 생기더라도 절대 스스로 죽지는 말자고 몇 번이고 다짐하였다.

(2) 살아야하는 이유를 알기

"왜 살아야하는지를 아는 사람은 그 어떤 상황도 견디어낼 수 있다."

이 세상에 살아야 할 이유를 찾는 것, 이것은 죽음의 수용소인아우슈비츠에서 살아남은 사람들 중의 하나인 빅터 프랭클의 저서 '죽음의 수용소에서(Man's Search for Living)[14]'에서 온 생애를 통해 이야기하는 핵심이다.

즉, 프랭클은 살아야할 이유가 있었으므로 인간으로서는 견딜 수 없는 지옥과 같은 그 혹독한 환경에서 살아남을 수 있었다고 고백한다. 프랭클은 납득할만한 이유 없이 다만 유대인이기 때문에 가족 공동체가 해체되어 뿔뿔이 흩어져 생사를 모르고, 언제 가스실로 끌려가서 죽을지 모르는 극도의 무기력하고 불안한 환경에서 살다가 많은 사람들이 좌절하고 절망하면서 스스로 목숨을 끊거나 시름시름 살다가 죽음을 맞는 것을 보게 된다. 사실 빅터 프랭클도 좋아지지 않는 처절한 상황에 처하면서 지독한 괴로움과 절망에서 헤어나지 못하였다.

그러나 그는 혹시 살아있을지 모르는 아내와 딸을 만날 때까지 자신이 살아야겠다고 생각하였다. 만약에 자신이 지금 이 시간들이 너무 힘들다고 삶을 포기하면 만약 자유의 몸이 되었을 때, 아내와 딸이 자신을 찾을 것이며 자신이 이 세상에 없으면 너무나도 슬퍼할 것을 알기 때문에 끝까지 삶을 포기하지 않은 것이다. 이것이 바로 사람이 견디기 힘든 지독한 삶에서도 매일 유리조각으로 수염을 깎고, 주어진 굳은 빵을 우물거리고 삼키며, 매 순간 정신을 차리고 살기위해 정신을 바짝 차리고, 온 몸으로 치열하게 살아야 할 이유이었던 것이다.

12주간의 베하스(BeHaS)운동프로그램에 참여하고 계신 독거 어르신이 내게 말했다. "죽지 못하니 살지요. 나에게는 찾아 올 사람이 없어요. 너무 힘들어요. 아들이 뇌졸중으로 수술했는데 아직도 침대에 누워 살고, 딸이 암이 생겼는데 치료할 수 없는 병이랍니다. 나는 너무 너무 슬프고 괴로워요."라고 눈물을 쏟으셨다. 나는 그분을 꼭 안아드리고 '힘내세요~.'라고 말했다. 그러나 그분의 마음에는 아무 것도 가진 것이 없는 엄마일지라도 아직은 살아서 아들, 딸에게 조금이라도 무엇인가 돕고 싶다는 소망이 들어있었다. 그 분은 파지를 줍기도 하고, 노인 일자리사업에 참여하면서 작은 용돈을 마련하여 사랑하는 아들, 딸을 위해 맛난 음식을 사서 위로해 주려면 아직은 더 살아야겠다고 결심했다고 하셨다. 누군가를 진심으로 아끼고, 누군가를 걱정하고, 누군가를 위해 눈물을 흘리고, 누군가가 기쁘기를 소망하는 것은 바로 사랑에 기초를 두고 있다. 누군가 진심으로 나를 사랑하는 사람이 있다고 확신하면 죽지 않고 살아야 하는 진짜 이유가 생기는 것이다.

⑶ 작은 목표세우기

스즈끼 히데꼬 수녀님은 노인 요양원에서 어르신들이 열광하며 시청하는 TV드라마가 클라이맥스에 도달하면 오래지 않아 어르신들의 줄초상이 나는 것을 관찰하였다. 요양원에서 그 드라마가 극적으로 끝나게 되면 요양원에 누워계신 어르신들은 더 이상 살아있을 목표가 없어지게 되고, 그 중 누구 하나가 사망하면 곧 이어 여러 명의 노인들이 이어서 사망하는 것을 볼 수 있다고 하였다[36]. 살아있어야 할 목표가 얼마나 중요한지 알 수 있는 경우이다.

내가 살아야 할 목표는 5년 후, 10년 후, 혹은 30년 후의 목표일 수도 있다. 그러나 중 장년과는 달리 어르신들은 그런 긴 시간의 목표는 생각하고 싶어 하지 않는다. 왜냐하면 앞으로 살 시간이 많지 않은데 새삼스럽게 목표를 정한다는 것은 쓸데없는 일이 될 수 도 있다고 생각하기 때문이다. "내 나이는 75세가 넘었어요~~지금에 와서 내가 할 수 있는 일은 하나도 없어요. 나 혼자 내 몸 추스르며 사는 것도 버거운 것인 걸요."

따라서 처음에는 지금 당장, 오늘 오후의 목표, 또 내일의 목표, 1주일 후의 목표 등 단기간의 목표를 세우고 나서, 이를 성취하면서 성취감과 자신감을 갖게 하는 것이 어르신에게는 아주 필요하다. 이러한 과정을 반복하면 자존감이 서서히 올라가게 된다. '작은 목표세우고 이루어보기'와 같은 연습을 통해 앞으로 더 길어질 건강한 백세의 좀 더 긴 목표를 세워볼 수 있다.

75세는 무엇을 시작하기에 늦은 나이가 아니다.

모지스 할머니를 보면 알 수 있다. 1860년생의 모지스 할머니(본명: 애니 메리 로버트슨 모지스)는 75세에 그림을 시작하여 미국 국민화가가 되고 92세인 1952년 자서전도 출간하였다.

모지스 할머니는 인터뷰에서 '사람들은 늘 내게 늦었다고 말했어요. 하지만 사실 지금이야말로 가장 고마워야할 시간이에요. 진정으로 무언가를 추구하는 사람에겐 바로 지금이 인생에서 가장 젊은 때입니다. 무언가를 시작하기에 딱 좋은 때 이죠[37].'라고 말하였다. 모지스 할머니도 젊었을 때 일만 하고 자식을 키우며 고단한 삶을 살면서 고생을 많이 한 사람이다. 그러나 단지 그림을 시작함으로서 75세 이후 살아있는 동안 풍요롭고 행복한 생을 살 수 있었던 것이다.

'인생에서 늦은 때란 없습니다. 하고 싶은 일이 있으면 그냥 하세요[38].'

모지스 할머니는 1600여점의 작품을 완성하고 101세에 사망하였다.

노년이 되면 새로운 꿈을 꾸기에는 나이가 너무 많고, 남은 시간이 너무나 짧기 때문에 이 나이에 꿈을 갖는 것은 쓸데없는 열정이며 부질없는 일이라고 생각하기도 한다. 그러나 서예를 배우거나 그림을 배우는 것, 기타를 치거나 하모니카를 불고, 성경쓰기를 하거나 노래를 배우는 것, 재미있는 동화를 이야기하거나 탁구를 시작하는 것, 삼삼오오 걷기를 하는 것, 바둑을 배우거나 게이트볼을 치는 것 등 그 어느 것에나 재미있게 할 수 있는 것을 시작하면 그게 작은 목표가 된다. 무엇인가 규칙적으로 하면서 자신에 대한 존재감을 느끼며 그 안에서 기쁘고 행복하다고 느끼면 그때 비로소 스스로를 좀 더 깊고 따뜻하게 바라볼 수 있게 되기 때문이다.

사람이 현존 하는 것은 가까운 미래에 관한 작은 목표를 가지는 것도 포함이 된다. 대부분 노인들은 '내가 70세인데 더 무슨 목표를 가지는가?', '나는 80이 넘었는데 이제 와서 무엇을 더 바라는가? 더 바란다면 욕심이므로 나는 바라는게 없다.'라고 생각을 할 수 있다.

그러나 이 세상에 사는 동안은 하느님이 허락해주신 귀한 나날들이며 그냥 보내기에는 참으로 아까운 시간들이다. 따라서 매일 아주 작은 목표를 갖는 것이 중요하다.

'작은 목표세우고 이루어보기'와 같은 연습을 통해 앞으로 더 길어질 건강한 백세의 좀 더 긴 목표를 세워볼 수 있다. 어르신들은 이러한 작은 목표를 세우는 것에 익숙하지 않고 무의미하다고 생각하기도 한다.

따라서 매일 같은 날들을 보내는 것보다 창조적인 무엇을 해보는 것은 아주 중요하고 소중한 시간들이 될 것이다. 처음에는 지금 당장 오후의 목표, 또 내일의 목표, 1주일후의 목표 등 단기간의 목표를 세우고 나서, 성취하면서 성취감과 자신감을 갖게 하는 것이 필요하다. 이러한 과정을 반복하면 자존감이 서서히 올라가게 된다.

오늘 오후에 당장 할 수 있는 목표를 생각해 보자.

、집에 있는 향기나는 꽃차를 마시기
、성가책을 꺼내어 좋아하는 성가 한 곡 부르기
、아픈 친구에게 전화하여 안부 묻기
、자손에게 축복의 문자 보내기
、지나가는 사람의 얼굴이 어두우면 말없이 기도해주기
、베하스(BeHaS)운동에서 배운 동작 연습해 보기

베하스(BeHaS)운동프로그램에서는 “기쁨숙제”를 통해 작은 목표세우기를 수시로 실시한다. 주로 사람과의 관계에 대한 숙제가 대부분이다.

- 나는 매일 일어나 배운대로 내 발을 치면서 혈액순환을 시킨다.
- 나는 하루에 한명에게 전화하여 안부를 묻고 축복의 말 전한다.
- 나는 오늘 하루 만나는 모든 사람에게 기쁘게 웃으며 인사한다.
- 나는 같이 살고 있는 가족 중 한 사람에게 녹차족욕을 해준다.
- 나는 혼자 사는 친구에게 전화하여 축복해준다.
- 나는 매일 한 사람의 장점을 찾아서 칭찬한다.

이러한 기쁨숙제 실천은 숙제를 내는 사람도 함께 지키는 본인의 숙제도 되기 때문에 베하스(BeHaS)운동프로그램을 지도하는 사람들도 같이 해야 하는 것이다. 다른 사람에 대한 작은 관심, 손짓과 눈빛, 따뜻한 목소리, 부드러운 태도 등은 상대방이 사랑받고 있는 소중한 사람이라고 느끼게 되는데 이는 자존감을 높이는 데 매우 중요하다.

⑷ 남을 위해 봉사하기

내가 호스피스 자원봉사를 할 때였다. 같은 아파트 어떤 분의 아내가 암으로 투병을 하였는데 상태가 심각한 상황이었다. 남편은 병원에서 이 세상을 떠날 아내를 돌보려 애쓰고 있으나 암환자에게 나오는 식사가 일반인이 먹기에는 부족한 상황이었다. 나는 우연히 작은 모임에서 그 남편분의 반찬을 준비해주고 싶으나 직장과 가정을 돌봐야하는 나는 시간이 부족하여 어찌했으면 좋을지 걱정이라고 말하였다. 바로 다음날 우리 집 편지함에 쪽지가 붙어 있었다. 매일 아침에 반찬 2가지를 드릴 터이니 그 남편에게 전달해 주시고 빈 반찬통을 우편함에 넣어주면 다음날 다시 새 반찬을 넣어드릴 것이라는 내용이었다. 과연 다음 날 아침에 우체통에 반찬통이 넣어져있었다. 그분의 아내가 이 세상을 하직하기 전 날까지 매일 새 반찬통이 우리 집 우체통에 넣어져 있었다. 그리고 그 분 아내가 퇴원하여 집에서 돌아가신 날 우체통은 비어져 있었다. 나는 아직도 반찬을 해 주신분이 누구인지 모른다. 그분이 자신이 누구라고 밝히지 않았으나 분명히 그런 사실을 알고계시는 하느님께서 반찬봉사를 해주신 그 분께 큰 축복을 주셨을 것이라고 확신하고 있다.

2) 남을 배려하기

누구라도 베하스(BeHaS)운동프로그램에 참여하겠다고 함께 모여있으면 베하스(BeHaS) 공동체라고 한다. 그러나 처음 참여한 사람, 대다수 사람들과는 다른 무리에서 참여하러 온 사람들도 있을 것이다. 또 본래 조용한 성품이라서 큰소리로 나서며 흥을 돋구는 일을 하지 못하는 사람도 많다. 스스로 기쁘게 참여하기보다 남의 권유에 의해 조심스럽게 접근하는 사람들에게 모두 베하스(BeHaS)운동프로그램을 하고자 모인 공동체 일원이라는 점을 견고히 하는 방법을 사용한다.

(1) 우리공동체 정신

이는 베하스(BeHaS)운동프로그램을 시행하는 주최자를 인식하게하고 베하스(BeHaS)운동프로그램에 참여하는 사람들의 소속감을 높인다. 이는 참여하는 모든 사람에게 공동체 의식을 넣어주면 안정감을 주며 너와 나를 공동체로 일치시켜 이질감을 없애고 배타성을 없애며 한 목적으로 나가는 프로그램 참여자라는 배려이다.

선창자는 강사나 프로그램운영자, 혹은 참여대상자 대표가 할 수 도 있다. 매 회기마다 누구나 번호뽑기를 하여 선창자가 될 수 있다. 그 순간은 선창하는 누구라도 대표가 되는 것이다. 한 두번 연습을 해보면 자기효능감이 높아지게 된다. 최고라고 소리칠 때마다 엄지손가락을 세우며 적어도 3번은 반복한다.

선창자: 천주교 합덕성당 성가정 노인대학 !!!
참여자: 최고 !!!

선창자: 천주교 합덕성당 성가정 노인대학 !!!
참여자: 최고 !!!

선창자: 천주교 합덕성당 성가정 노인대학 !!!
참여자: 최고 !!!

처음에는 안해 본 동작에 구호도 낯설어서 큰 소리와 큰 동작으로 시작하지 못한다. 그러나 반복하면서 가슴속에 뜨거운 소속감이 생기게 되며 흥이 나기 시작하여 점점 크게 외치게 되며 프로그램을 하고자 하는 신나는 기분이 된다.

⑵ 함께 걷기

함께 걷기는 처음 만나서 서로에게 인사하면서 배려하는 작은 몸풀기 운동중 하나이다. 모두 원을 만들어 서고 경쾌한 음악에 맞추어 걷다가 "반대로"라는 선창에 의해 반대로 걷기 시작한다. 이렇게 방향을 바꾸는 것은 대상자들이 한 방향으로만 걸으면 어지러움을 느낄 수 있기 때문이다.

가볍게 걷기를 하면서 몸을 풀면 강사는 "2명" 혹은 "다섯 명" 하고 큰 소리로 알려주면 한 줄로 걷던 사람들이 2명이나 다섯 명이 손을 잡고 걸을 수 있다. 음악에 맞추어 손을 잡고 걷다가 강사의 선창에 따라 명수를 다르게 하여 손을 잡고 걷는데 이때 원 가운데 있는 사람은 보폭을 작게 하여 원의 가장 가장자리에 있는 사람의 보폭을 살펴보고 맞추어주는 배려가 필요하다.

함께 걷되 나보다 다리가 아픈 사람, 잘 걷지 못하는 사람을 생각하는 마음을 늘 가지고 있는 것, 그리고 매번 쪼개지는 작은 그룹에도 내가 좋아하는 사람만 유지하지 않는 것, 누구라도 나와 함께 작은 그룹을 만들 수 있다는 너그러움을 이 함께 걷기에서 배우게 된다.

대부분의 경우 '함께 걷기'를 시작할 때는 혼란상태에 빠지게 된다. 그래서 대열은 흐트러지고, 짝을 지어야 하는데 홀로 남겨져 있을 당황함에 맞서기보다 좀 더 친한 사람의 손을 꼭 붙잡고 있다든지, 내가 속한 소집단보다 더 작께 쪼개져야할 상황이 왔을 때 나는 옆 사람의 손을 꼭 잡고 다른 사람을 내친다던가 하는 경우를 많이 볼 수 있다. 이는 배려함 보다는 나를 먼저 생각하는 행위인 것이다.

누구나 쉽게 친한 사람과 친하지 않는 사람과의 조합 중 어느 것이 더 편할까 생각해보면 내가 덜 가까운 사람을 내치는 것이 훨씬 쉽다. 그렇게 하면 상대방도 나에게 실망하거나 속상해 하지 않을 것이다. 이것이 이세상의 법칙이라면 베하스(BeHaS)운동프로그램에서는 반대로 행하면서 낯설고 덜 친한 사람에게 따뜻하게 손을 먼저 내미는 배려가 있다.

따라서 강사가 "다섯명!" 하고 소집단 만들기를 주문하면 모두가 손을 다 놓은 후 가까운 사람부터 손을 잡고 정답게 걷는 것이 베하스(BeHaS)의 배려정신이다.

이 '함께 걷기'는 쉬운 것 같지만 프로그램 운영시 가장 어려운 부분으로 참여대상자의 생각을 바꾸는 여러 번의 시도를 해야 하는데 이때 베하스(BeHaS) 프로그램 강사는 참여대상자가 의도대로 움직이지 않는다고 비난하거나 무안을 주어서는 안 된다. 아주 조심스럽고 상냥하게 몇 번의 연습을 하면 대부분의 참여자들은 바로 이해를 하고 잘 실천을 하기 때문이다.

3) 자존감 올리기

베하스(BeHaS)운동프로그램에는 차동엽신부님의 '통하는 기도[30]'에서 제시한 내적치유 방법인 '나는 내가 좋다'를 온몸으로 표현하는 과정으로 만들어 자존감을 올리는 방법으로 활용하고 있다.

우리는 성장하면서 받게 되는 심리적 상처들이 치유되지 않았을 때 낮은 자존감을 가지게 된다.

"너는 정말 재수 없는 사람이야", "네가 하는 일 마다 잘되는 것을 나는 본 적이 없네", "너는 마음이 왜 그렇게 좁니?", "너는 그것도 잘 못하니? 남들은 잘도 하는데", "너는 문제해결은 안하고 항상 감정적으로 대응하지", "너는 매일 아프다고만 하네, 건강관리를 해야지", "네가 그 일을 한다면 틀림없이 내가 다시 뒤치다꺼리를 하는 수고를 해야 한다니까." 등등등.

남과 비교하여 나를 이러한 이야기를 자주 듣게 되면 하느님께서 주신 소중한 나에 대한 생각이 점차 비뚤어지게 된다. 즉 나는 정말 쓸모없고 한심하고 능력도 없고 무력한 사람이라는 생각이 마음 깊은 곳에서 올라온다. 그리고 신기한 것은 시간이 지남에 따라 이러한 자신에 대한 부정적인 생각들은 진짜인 것처럼 마음 안에 자리 잡게 된다. 상처에서 기인된 부정적인 감정은 결국 두려움, 의심, 죄의식, 불쾌감 등 50개가 넘는 다고 한다

(1) 자존감 올리기 전략 1: '나는 내가 좋다.'를 외치기

첫째 방법은 "나는 내가 좋다"라고 말하는 것이다.

우리는 살아오면서 소소하거나 큰 기쁨, 행복, 슬픔, 고통, 어려움 등을 많이 겪었다. 그 기억이 아직은 생생할 수도 있겠지만, 기억이란 시간이 지남에

따라 희미해져가고 있을 것이다. 그 모든 내 자신의 삶을 껴안고 과거의 상처로부터 과감히 일어서서 지금의 나를 소중하게 여기는 것 그것이 바로 하느님께서 우리에게 바라시는 것이다.

베하스(BeHaS) 프로그램에서 '나는 내가 좋다'는 눈, 귀, 목소리, 사지의 움직임을 통해 신체적인 회복, 심리적인 인간관계로 인한 상처 치유를 통한 심리적 회복, 그리고 잊었던 사랑 자체이신 하느님을 기억하고 감사하는 영적 체험을 하게 되는 좋은 방법이다.

구체적인 방법은 다음과 같다.

① 첫 번째로 "나는 내가 정말 좋다"를 외치기.

첫 번째로 "나는 내가 정말 좋다"를 외치기 위해 양 팔을 벌린다.

이때는 나를 중심으로 나의 현재와 과거, 미래를 생각한다.

한쪽 손으로 다른 팔에 나의 과거, 이루거나 이루지 못한 꿈, 현재의 나, 미래의 나의 꿈이나 가치(학업, 꿈, 건강, 기쁨, 일, 아이들의 엄마. 아빠, 아이들 할머니, 레지오단원, 자원봉사자, 좋은 사람, 질병, 회복, 열정)를 올려놓는 행위를 한다. 이때는 나를 돌아보는 시간인 것이다.

다시 양 팔을 벌리고, 다른 쪽 팔에 본인이 생각하는 세상의 소중한 것들을 손으로 들어 벌려진 팔에 올려놓는다(기쁨, 사랑, 건강, 행복, 희망, 나눔, 배려, 봉사, 감사, 축복 등등). 그리고 두 팔을 가슴으로 품어 올리면서 큰소리로 "나는 내가 정말 좋다"를 외친다. 나라는 존재를 누구보다도 잘 아는 내가 나를 다독이고 이해하려고 하면서 격려해주는 시간인 것이다.

어느 노인이 프로그램 끝나고 나에게 신나서 말하였다. '나는 지금 재산도 많지 않고, 이미 몸은 쭈구러진 상태, 무릎은 옆으로 굽어있고 빨리 걷지도 못하고, 옆에서 말하는 소리도 잘 듣지 못해서 '크게 말해봐 ~'라고 하는 82세 노인이지만, 때로는 당찬 꿈도 꾸었고, 전쟁 통에 활짝 피어보지도 못하고 힘겹게 살아온 나날을 보냈지요. 그런데 지금은 나를 사랑한다는 말에 스스로 위로받고, 스스로 나를 껴안고 사랑한다고 외치면 나는 '그래, 누구나 힘겨운 시기가 있지만 나도 그 어려움을 이기고 지금 여기 와 있는 거지'를 마음속으로 외치는 거에요.'

'나는 지금 이 순간 당당하게 여기 있는 거야'를 '나는 내가 정말 좋다'를 통해 세상에 외치는 것이다.

② 두 번째로 "나는 내가 정말, 정말~ 좋다~"는 가슴으로 한다.

두 번째로 "나는 내가 정말, 정말~, 좋다"를 외치기 위해 양 팔을 벌린다.

이때는 나를 둘러싸고 있는 소중한 사람들을 기억하는 자리이다.

즉 자신이 소중하게 생각하고 있는 가족인 부모님, 남편, 아내, 아이들, 손자, 손녀, 형제, 자매 등을 올려놓는다. 부모님이나 친척들은 이미 세상을 떠났을 경우도 있겠지만 이 세상에 계시던 안계시던 나를 사랑했던 사람들과 내가 사랑하는 소중한 사람들을 기억하는 시간이다.

이 시간을 통해 나와 함께 기쁨과 고통을 함께 했던 정말 귀한 사람들을 기억하는 동안 내가 살아온 시간을 통해서 나를 둘러싸고 있었거나 둘러싸고 있는 사랑하는 사람들을 생각하며 고마운 마음을 가지는 시간을 경험하게 된다. 이러한 가족, 친지, 이웃, 직장동료를 주신 하느님께 감사를 드리는 것이다. 나와 마찬가지로 그들의 존재도 똑 같이 이 세상에는 중요한 존재이기 때문이다.

반대 쪽 팔에 다른 한쪽 팔에도 같은 방법으로 친척이나 친구, 소중한 사람, 이웃, 기억하고 싶은 사람들을 올려놓는다. 잘 기억나지 않지만 나를 도와준 고마운 누군가인 이웃을 올려놓는다. 자신의 아이들이나 친구는 각자의 이름을 부르며 올려놓기도 할 수 있다. 그리고 내가 올려놓았던 사람들을 기억하면서 두 팔을 가슴으로 품어 올리면서 "나는 내가 정말, 정말 좋다."를 외친다. 이때는 주님께서 주신 인간관계의 소중함을 생각하며, 내 마음에 그들을 품는 것이다.

어느 날 나는 다섯 명의 친구들을 불러 생일잔치를 하겠다고 당차게 엄마께 말씀드렸다. 나는 친구생일잔치에 초대받아 갔었으므로 나도 초대를 하고 싶다고 강하게 청하였던 것이었다. 엄마께서는 날짜를 정하자고 하셨다. 바로 내 생일날 엄마는 그 당시 비싼 쇠고기와 떡과 갖은 양념으로 만든 궁중떡볶기를 호화롭게 차려주셨다. 친구들이 그 음식을 처음 먹어본다고 하면서 부러워했고 나는 우쭐한 마음으로 그날 정말 신나게 놀았다. 사실 엄마께서는 당시 좀 편찮으셨고 다섯 아이를 부양하시느라 힘이 드셨을 터인데 철없는 나를 질책하지않고 싫은 내색도 없이 나를 기쁘게 해주시려고 애를 쓰신 것이다. 나는 이미 하늘에 계신 우리 엄마를 가슴에 안으며 '나는 내가 좋다'를 목청껏 외친다.

뜻하는 일이 잘안되어 괴롭게 지내던 어느 날 저녁 아버지께서 나를 부르셨다. 나는 '이렇게 힘든 저를 왜 부르셨나요?' 하면서 작은 소반을 가운데 두고 아버지 앞에 뚱하게 앉았다. 아버지께서는 나무젓가락을 가져오라고 하시더니 나보고 소반에다가 세워보라고 하셨다. 나무젓가락이 소반에 서있을 수가 없다는 것을 알면서도 여러 번 세워보려고 노력하였다. 그때 아버지께서는 소반에 쓰러진 나무젓가락을 보시고 이 젓가락이 할 일이 무엇이냐고 물으셨다. 나는 '그냥 누어있거나 쓰러지더라도 다시 일어나는 것이지요.'하고 대답하였다. 아버지는 "이 젓가락은 바로 너다. 너는 이대로 쓰러져도 되고 다시 일어나려고 노력할 수도 있다. 선택은 네가 하는 것이다."라고 하셨다. 나는 "다시 일어나겠습니다."하고 대답하였다. 그 밤에 나를 안아주신 아버지를 생각하며 내 품에 아버지를 안고 나는 내가 좋다를 외치게 된다.

나는 살아오는 동안 절대로 혼자가 아니었고, 수 많은 사람들이 나를 둘러싸고 나를 도와주고 내게 힘을 주고 있었다는 것, 나도 그들에게 있는 힘껏 사랑을 주지 않았던가~ 그것을 느끼며 행복한 시간을 갖는 두 번째로 '나는 내가 정말~정말 좋다.'를 외친다. 내 안에 뜨거운 마음이 울렁거린다.

③ 세 번째로 "나는 내가 진짜, 정말, 정말 좋다~"를 온몸으로 한다.

세 번째로 "나는 내가 진짜, 진짜, 정말, 정말~, 좋다"를 외치기 위해 양팔을 벌린다.

세 번째는 내가 속한 공동체를 감사하는 마음으로 기억하는 것이다.

노인복지관, 노인대학 신앙공동체일수도 있고 학교, 복지관, 혹은 내가 속한 단체일 수도 있다.

가톨릭신앙공동체를 예로 들면 다음과 같다. 한 쪽 팔을 들고 다른 한쪽 손으로 가톨릭 신앙공동체에서 소중한 사람들(신부님, 수녀님, 선생님, 자원봉사자들, 주교님, 교황님, 자모회 등등)을 자신의 팔에 얹어놓는 행위를 한다. 또한 베하스(BeHaS) 프로그램에 함께 참여하는 동료들의 이름을 부르며 팔에 올려놓아도 좋다. 베하스 프로그램 강사의 이름이나 봉사자의 이름을 부를 수도 있다.

팔을 벌려 한쪽 팔에 하느님께 감사드리는 맘으로 성령 칠은을 올려 놓을 수도 있다. 지혜(슬기), 용기(굳셈), 지식, 효경, 경외, 의견, 통달 등을 얹어놓는다. 다른 한쪽 팔에는 아홉까지 열매인 사랑, 기쁨, 평화, 인내, 친절, 선행, 진실, 온유, 절제를 올려놓을 수도 있다. 그리고 하느님께 감사하는 마음으로 두 팔을 가슴으로 품어 올리면서 "나는 내가 진짜 ~ 진짜~ 정말, 정말 좋다~."를 외친다. 나는 이제 혼자가 아니다. 이렇게 많은 사람들이 나를 둘러싸고 있으며 이분들을 나는 진심으로 사랑하고 함께 있음에 정말 고마워한다. 이분들이 나를 위해 존재하는 분이며 나를 사랑하기 때문에 나도 이분들을 위해 기도할 것이다. 우리는 이렇게 하느님 안에 하나가 되어 기쁘게 어울어지며 서로를 위해 기도하면서 살 것이다.

④ 네 번째로 "내가 좋다"는 자기 이름을 부르며 자신을 당당하게 드러낸다.

나와 가족공동체, 그리고 나를 둘러싸고 있는 이웃과 단체공동체를 기억한 후에 마지막으로 다시 나의 존재를 생각해 보는 시간이다.

두 손을 입에 대고 큰 소리로 자신의 이름을 부른다.

○○야~ (자기이름을 부르며)~~~

그리고 두 팔로 자신을 감싸 안으며 큰 소리로 외친다.

"나는 내가 지금 있는 그대로 너무, 너무 좋다~~~"를 외친다.

두 손으로 자신의 어깨를 토닥여주면서 다음과 같이 말한다.

'잘 살았어, 수고했어, 넘 애썼어, 정말 멋있어!'

현재의 나를 다시 한번 생각해 본다. 나는 아직까지 이정도면 집에 찾아갈 기억력도 있고, 음식도 가리지 않고 잘 먹고 있으며, 남들을 애틋하게 생각하고 무엇인가 도와주려는 의지가 있는 사람이다. 나는 정말 이 세상에 쓸모있는 존재라고 생각하고 있다. 그러한 나를 있는 그대로 받아들이며 나를 위로하고 칭찬하는 시간인 것이다.

"나는 내가 좋다"는 한번 시작하면 적어도 3번 이상 반복한다.

이러한 행위는 좋은 것이든, 힘들고 괴로웠던 경험이든 나의 현존과 연결되어있으나, 그때 받았던 기쁨 뿐 아니라 고난과 고통도 주님의 은총이었음을 고백하는 말이 된다.

지금의 나는 살아오면서 받은 여러 가지 상처투성이인 존재지만 그럼에도 불구하고 지금의 나를 내가 소중하게 보듬어주는 행위는 마음의 상처를 치유하기 위해 자가치유를 하는 적극적인 태도인 것이다.

(2) '나는 내가 좋다' 에 내재된 원리

① 반복하여 말하기

'나는 내가 정말 좋다'를 3-4회 반복하는 것은 말의 단순한 반복이 아니다. 이러한 말을 반복하면서 내 마음 안에 남아있는 "그렇지 않다"라는 의심을 없애준다. 또한 반복의 힘은 심리적인 안정을 가져온다.

이러한 반복하여 말하기는 스스로를 설득하게 된다. Bandura(1986)는 언어적 설득은 스스로 무엇인가 잘 할 수 있다는 자신감인 자기효능감을 높여준다고 하였는데[18], 어떠한 새로운 일을 하도록 도와주는 전략의 하나라고 하였다.

• 처음으로 '나는 내가 정말 좋다'를 타인 앞에서 말할 때, 내세울 것이

뚜렷이 없는 사람들은 정말 쑥스러울 수 있다. 그러나 집단적으로 내가 정말 좋다고 외치게 되면 덜 쑥스럽고, 어느 순간 살짝 내 마음 안에 있는 나를 따뜻한 마음으로 돌아보게 된다.

이러한 마음이 순간적으로 들 수 있다.

정말 나는 내가 좋을까?
지금의 나는 아무것도 내세울 수가 없는데?
나는 꿈을 이루지도 못했어,
나의 현재 처지는 내가 원했던 미래도 아니고, 나는 지금 힘들어.
나는 이제 꿈을 꾸기에는 너무 늙었어.
나는 무릎도 아프고 잘 걷지도 못하고 매일 약을 한줌씩 먹고 있어
나는 아직도 힘든 상태인 데 뭐가 좋다는 것이야?

그러나 자신이 소중하다는 것을 팔에 하나 씩 올려놓는 동작과 말을 반복하면서 다음과 같은 것을 머릿속에 하나씩 떠올리게 된다.

사랑, 희망, 건강, 배려, 행복, 기쁨, 나눔, 봉사, 감사, 축복, 소망, 내 꿈....

이러한 단어들은 세상에 살면서 그동안 잊고 있었던 단어들이며, 나에게 그리 살갑게 다가오지 않았던 단어들이었다. 그러나 하나하나 반복하여 팔에 올려놓는 순간 이러한 단어들이 내 안에 살아서 의식 안으로 뛰어오르게 된다.

• 두 번째 나는 내가 정말 좋다는 가족과 이웃을 진~하게 생각하는 때이다. 한때 나와 깊은 인연으로 맺어졌던 사람들을 생각하고 그들을 내 가

슴 안으로 불러오는 시간이다.

좋을 수도 있었고 나쁠 수도 있었던 나와 피를 나눈 가족들을 기억하고 그들을 품어주는 시간이다. 가장 가까운 가족에게서 상처를 받는 경우가 허다하지만 이제는 다 용서할 수 있는 나는 좋은 사람인 것이다.

그러나 가족이 아닌 친구나 이웃을 기억하면서 나에게 도움을 주었던 사람들을 기억하는 것도 중요한 것이다. 수많은 인간관계에서 원수같이 나를 괴롭힌 사람도 있었을 터이나, 내가 힘들 때 나를 일으켜주고 힘을 주고 나와 함께 눈물을 흘리고 내 눈물을 닦아준 사람도 기억할 것이다. 또한 내가 기억하지 못하는 많은 이웃이 지금의 나를 위해 스쳐지나가듯, 아니면 기억하지 못하는 많은 만남속의 이웃도 올려놓을 수 있다. 하느님이 보내신 내 기억 밖의 사람에게 감사하면서 그들을 팔에 올려놓는 것이다.

지금 그들을 기억하는 시간이다. 그렇다. 그들이 있어서 내가 지금 존재하는 것이다. 그들은 좋았던 싫었던, 지금의 나를 있게 한 귀한 사람들이다.

• 세 번째 '나는 내가 정말 좋다'는 내가 속한 공동체를 기억하면서 그 안에 머물러 있는 기쁜 나를 생각해보는 시간이다. 그 공동체가 베하스(BeHaS) 프로그램 공동체일 수도 있고 어느 성당 공동체이거나 어느 복지관 공동체일수도 있다. 또한 공동체란 지역적으로 멀리 떨어져 있어도 공동의 집[39]인 지구를 위해 함께 기도하는 기도공동체도 포함이 되고 소비를 절제하고 생태환경을 소중하게 다루는 방법을 알리는 교육공동체도 포함이 된다. 그 공동체에 속한 사람들은 나와 혈연관계가 아니지만 따뜻한 마음으로 다가오면서 힘을 주는 사람들이 머물러 있는 곳이다. 세 번째로 '나는 내가 정말 좋다'를 반복하면서 사람들은 내적인 힘을 얻는다.

그래, 이제는 나는 혼자가 아니야, 우리는 공동체이다.
그래, 이젠 이곳에서 힘을 얻고 싶다. 우리 모두는 같은 배를 탔어.
그래, 여럿이 함께 있다는 것은 나에게 너무 큰 힘이 되 네.

• 네 번째로 '나는 내가 정말 좋다'를 반복하는 것은 나와 가족, 이웃, 공동체를 기억한 후 다시 나로 돌아와, 현재 힘도 없고 권력도 없고, 나이 많은 쪼그라든 노인이지만 그런 나를 받아들이고 사랑한다는 것을 생각해 보는 시간이다.

잊혀져있던 자신의 이름을 목청껏 부르며 자신을 위로하며 칭찬하는 것이야 말로 한 인간의 생을 완성하는 순간이 되는 것이다. 질곡의 날들을 지나 찾아온 이곳, 여기에서 나는 새로운 기쁨을 떠올리게 된다.

그래, 나는 치열하게 살아왔어.
그래, 나는 어려워도 잘 이겨내고 살아왔지.
그래, 이만하면 되었다. 정말 나는 힘껏 살아왔어.
그래, 앞으로도 오늘처럼 힘을 내자, 나는 언제나 용감했어.
그래, 나는 후회가 없어, 지금이 감사한 거지.

이러한 과정은 마음속에 무엇인가 당당한 느낌이 자리 잡게 된다. 자신이 무척이나 소중한 느낌, 그리고 아주 귀한 존재로서 이 자리에 있다는 것을 생각하게 한다. 그리고 이 공동체가 지속되는 한 나는 이 공동체에서 기쁨을 나누리라고 결심하게 된다. 반복하여 말하면서 새로운 목표가 생긴 것이다!!!

② 반복하여 신체를 움직이기

사람의 신체는 중요하다. 하느님께서 처음 인간을 빚으실 때 흙으로 만드신 것은 귀한 영을 담을 좋은 그릇이 필요하셨을 것이다. 사실 사람의 몸은 홀로 존재하지 않으며 영혼의 존재에 힘입어 인간의 것으로 존재하는 인격체 이므로 우리의 몸은 영혼과 분리하여서 생각할 수 없다[40]. 따라서 모든 움직임을 할 때에는 신체에만 집중할 것이 아니라 인격체에 도움이 되어야 할 것이다. 즉 몸과 영혼은 존재하는 두 실체가 아니라 하나의 존재로 이 세상에 존재하므로 몸의 움직임은 단순히 근육이나 신경을 튼튼하게 하는 것이 아니라 몸과 영혼인 인격체를 건강하게 하기 위한 방법일 뿐이지 목적이 아니다.

근육은 반복하여 움직임으로서 자극을 받아 강하게 되고 관절은 잘 움직일 수 있도록 유연해진다. 우리는 관절의 움직임을 단순하게 생각하지만, 우리는 신체활동 안에서 굴곡, 신전, 외전, 내전, 회전, 회선, 회내, 회외, 대립, 배측굴곡, 척측굴곡, 내번, 외번등 13가지 정도의 관절운동을 하고 있다[4].

、굴곡은 관절의 각도를 감소시켜 두 개의 뼈를 가깝게 당기는 움직임이다.
、신전은 굴곡의 반대로 관절의 각도가 증가하여 두 개의 뼈나 신체 부위가 멀어지는 움직임이다.
、외전은 신체의 정중선, 중앙면에서 멀어지는 사지의 움직임을 말한다.
、내전은 외전의 반대로 사지를 신체의 정중선으로 당기는 움직임이다.
、회전은 세로축을 중심으로 돌리는 움직임이다.
、회선은 굴곡, 신전, 외전, 내전이 함께 일어나는 움직임이다.
、회내는 위로 향한 손바닥을 아래로 향하게 돌리는 움직임이다.
、회외는 아래로 향한 손바닥을 위로 향하게 돌리는 움직임이다.
、대립은 엄지손가락과 다른 손가락을 마주대는 움직임이다.
、배측굴곡은 발목을 움직여 발끝을 당겨올리는 움직임이다.

· 척측굴곡은 발목을 움직여 발가락 끝을 바닥으로 내리는 움직임이다.
· 내번은 발바닥을 마주보도록 안쪽으로 돌리는 움직임이다.
· 외번은 발바닥을 바깥쪽으로 돌리는 움직임이다.

'나는 내가 정말 좋다'는 몸을 똑바로 세운 후 팔을 벌리고 다른 팔을 이용해 여러 가지 소중한 것을 손에 담아 팔에 올려놓은 후에, 두 팔로 그 모든 소중한 것을 안아 가슴에 품는 동작을 반복한다. 이러한 동작은 소중한 모든 것을 귀하게 여기는 마음을 모으는 데 쓰이는 것이다. 몸과 마음이 하나가 되는 것이다.

가슴에 품어 안고 '나는 내가 참 좋다' 라는 말을 하면서 등과 허리, 무릎을 굽혔다가 펴는 동작을 반복한다. 미세하지만 이러한 동작은 신체적으로 근육과 관절의 움직임을 반복하면서 의식과 말과 행위를 일치시키는 협응작용이 일어나게 한다.

또한 서서 움직이는 활동은 평형감각을 자극하기도 한다. 노화로 인해 평형감각과 협응력에 영향을 미치는 팔다리와 관절의 자세에 대한 인지능력이 감소된다[41]. 평형감각과 협응력의 감소로 인해 잘 넘어지게 되고 노인들은 자주 낙상을 경험하게 된다.

우리는 매일 새로워지고 있다. 30대 이후에는 이것을 노화라고 부르기도 하지만, 날이 가면서 우리의 마음도, 영도 새로워지고 있다. 미사시간에 강론 말씀을 듣거나, 성경 대학을 통하여서나, 교회공동체 또는 갖가지 삶의 경험들을 통해 은총으로 우리는 매일 새로 나고 있다. 날마다 새로워지는 영혼을 담기위해 우리의 신체도 새롭게 견고하고 깨끗하게 만들어야 한다.

물론 노화과정으로 나타나는 여러 가지 질병과 증상도 나타날 것이다.

노화에 따른 각종 낯선 증상에 놀라고 힘들어 하며 질병 치료에 많은 시간을 쓰면 새롭게 된 영이 잘 담겨지지 않으며, 제대로 활동하지 못하게 된다. 노화증상이 나타나던, 질병과정에 있을 지라도, 그럼에도 불구하고 매일 새로워지는 영을 잘 담기위해 우리가 열심히 '나는 내가 좋다'를 하면서 몸을 움직이는 신체활동을 한다면 그 마음을 주님이 아시고 축복을 주실 것이다. 이 신체 움직임은 정성을 다하여 할 때 그 의미가 있다. 단순히 손을 가슴에 포갰다가 팔을 펴는 움직임이 아니기 때문이다. 이러한 동작에 마음을 푹 담구어 표현하는 것이 필요한 이유는 우리는 인격체인 인간이기 때문이다.

③ 반복하여 귀로 듣기

하느님께서는 우리를 사람답게 살게 하시는 방법으로 두 귀를 주셨다. 귀는 집중하여 소리를 들어서 뇌로 전달하여 그 의미를 파악하는데 중요한 역할을 한다. 소리는 고막을 진동하여 속귀신경을 통해 대뇌로 전달되며, 대뇌에서 그 소리의 의미를 파악하여 반응하게 된다.

우리가 내는 소리는 대부분 감정을 동반하게 된다. 기쁨이 있는 메시지를 전달할 때는 부드럽고 경쾌하다. 그러나 위험에 처할 때 내는 소리는 높은 톤의 찢어지는 짧은 소리가 난다. 화가 났을 때는 감정이 요동을 치므로 목소리가 울림이 커지며 높은 톤을 지니고 있어 듣는데 불쾌하다. 좋은 의미의 소리는 목소리 톤도 가볍고, 맑고, 웃음을 동반하게 된다.

좋은 내용을 말할 때 듣는 사람이나 말하는 사람 모두 행복하고 기쁘다. 귀로 듣는다는 것은 집중하여 의미를 파악하는 것인데, 듣기 좋은 소리로 인식하는 경우 마음이 편하게 되며 가슴속으로부터 따뜻한 느낌이 올라오게 된다.

'나는 내가 좋다'를 말하는 순간 이러한 생각도 올라올 것이다.

、내가 하는 이 말이 맞지? 나는 내가 정말 좋다???

、그래, 다른 사람도 '나는 내가 좋다'고 하는데 나도 내가 좋지 뭐. 지금 와서 생각해 보니 나는 이렇게 살았지만 내가 할 수 있는 한 최선을 다해 살았지.

、그래 난 잘 살았어. 지금까지 사는 동안 나는 많은 수고를 했지.

、나에게 내가 상을 주는 거야. 먼저 내 스스로 나를 칭찬해야지. 수고했다.

자신의 이름을 크게 외치면서 불러주는 소리를 듣고 자신을 돌아보게 된다. 오래간만에 불러보는 내 이름, 나와 다른 사람들이 외치는 소리가 내 귀에 들릴 때 나는 있는 그대로 '나'이며, 이제까지도 나를 돌보아 주신 주님이 사랑하는 '나'란 생각이 점차 커지게 된다.

④ 남을 보고 따라하기

'남을 보고 따라하기'는 자기효능감을 높이는 전략중 하나이다. 자기효능감은 개인이 특정 행위를 할 수 있다고 믿는 신념으로 자신의 역량과 그 역량을 효과적으로 사용할 수 있다는 확신이다[16].

자기효능감은 새로운 행위의 획득, 하던 행위의 중단, 중단했던 행위의 재개에 영향을 미치는데 자기효능감이 높은 사람은 어려운 상황에서 이를 극복하기위해 많은 노력을 하나 자기효능감이 낮은 사람은 쉽게 포기하게 된다[18].

'남을 보고 따라 하기'는 바로 대리경험을 해보는 것이다.

즉, 내가 걱정했던 것과 다르게 남들이 쑥스러워하면서도 베하스(BeHaS) 강사를 보고 따라서 '나는 내가 좋다'를 목청껏 소리 높여 잘 수행하기 때문에 베하스(BeHaS)프로그램에 참여했던 사람들은 나도 한번 해보면 잘 할 수 있다는 생각이 들게 된다. 그리고 실제로 남들을 따라 해보면서 '나도 잘 할 수 있구나'하는 생각을 가지게 된다. 이러한 작은 활동들을 여러 번 반복하여 수행해 보면서 남들 못지않게 나도 잘 할 수 있다는 자신감이 생기게 된다.

이러한 성공적인 성취경험이 있는 사람들은 '나는 이것을 잘 할 수 있을 것이다.'라고 생각하게 되며 더욱 그 일을 집중하여 잘 해내게 된다. 이러한 경험을 통해 사람들은 '나는 할 수 있다.'라고 생각하는 자신감인 자기효능감이 높아지며 그로인해 좀 더 다른 일들도 과감하게 시도 할 수 있게 된다.

노인대학이나 성경대학, 작은 소공동체에서 이루어지는 베하스(BeHaS)운동프로그램은 바로 이러한 소집단 활동을 통한 이러한 긍정적인 집단역동이 일어날 수 있다는 점이다. 즉 서로 서로 도와주며 용기를 북돋아주는 협력 시스템이 일어나게 되는 것이다.

⑤ 인간관계의 회복을 생각하기

수많은 인간관계속에서 내가 인지하던, 인지하지 않던, 많은 사람들의 도움을 받아서 나는 지금의 나로 성장하였다. 가장 중요한 인간관계는 가족과 이웃이다. 가족을 올려놓으면서 '지금은 멀리 떨어져 있어도 나는 너를 사랑해'를 외치고 사랑한다는 메시지를 보낸다. 그리고 그 안에는 '잘 찾아오지 않더라도, 자주 연락을 하지 못한다하더라도 너는 나를 네 마음에 넣고 살고 있는 것을 알고 있지', '너에게 바라는 것은 오직 네가 행복하게 사는 것이야', '하느님, 이 아이들을, 이 사람들을 축복하여 주시고 주님은총을 넉넉히 내려주세요.'라는 용서와 모든 것을 품어 주는 마음이 담겨있다.

'나는 내가 좋다'를 하는 가장 큰 의미는 내가 있는 그대로의 나를 받아들이고 품어주며, 내가 기억하던 안하던 나를 도와주고, 나를 넘어지지 않도록 붙잡아 주었던 많은 사람들을 기억하고, 감사해 하고, 그들을 축복하는 것이 핵심이다. 자기중심적 사고에서 잠시 나와 나를 존재케 하신 주님을 생각해 보는 시간이 된다.

지금 이 나이 먹도록 이끌어주신 하느님께 '지금까지 이 세상을 살 수 있도록 나를 이끌어주신 하느님 감사합니다. 그리고 나는 낳아주신 부모님, 그리고 나의 아이들, 내 친척들을 주님께 봉헌합니다. 늘 주님 사랑에 머물도록 이끌어주십시오'하고 기도를 할 수 있게 된다.

주님께서 부모님이 있어 나를 태어나게 하시고 이 세상에 살게 하셨으며, 형제자매를 주셔서 어린 시절 신나게 뛰어놀기도 했고, 내가 세상과 버티기를 할 때에도 그들이 나의 울타리가 되었음에 감사하고, 내게 가정을 가지도록 허락하심에 감사하고, 어린 자식들과 웃음 가득한 한 때를 주셨음에 감사하고, 지금 이 순간에 생각할 수 있는 나의 가족이었던 사람들이 있었음에 감사하고, 지금 나를 있기까지 도와주었던 많은 이웃들을 주심에 감사하고, 나를 힘들게 한 이웃이나 친구들도 지나고 나면 나를 주님께 이끌어 주는 한 주님의 섭리였음도 알게 되어 감사하다.

그리고 그 모든 사람을 내 팔에 올려놓고 그들을 품어주면서 그들과 이어져있었던 나의 희망, 나의 꿈, 행복, 기쁨, 서러움, 괴로움, 고통, 즐거움 등 모든 것을 다 받아들이게 된다.

하느님이 주신 인간관계는 모두 다 하느님의 오묘하신 은총이었던 것을 비로소 알게 된다. 당신이 나를 사랑하시고 계심에 무한한 감사를 드리며 외쳐본다.

"나는 내가 정말 좋다"

⑶ **자존감 올리기 전략 2: '나를 내려놓기'**

나는 이 나이가 되도록 이 세상에서 살아가면서 다양한 상황에서도 오로지 쓰러져가는 나를 일으켜 세우며 힘겹게 지금까지 살아왔다. 아마도 많은 사람들이 그러할 것이다. 그래서 '나를 내려놓는다'는 것은 얼핏 보기에 하느님의 뜻에 어긋나는 것 같다. 왜냐하면 나를 내려놓는 다는 것은 나를 포기하는 것 같고 또 나의 마지막 남은 자존심도 버리는 것 같아서 왠지 바보 같아 보이기 때문이다. 무슨 일을 하던지 반드시 내게 어떤 득이 있는가를 저울질 하면서 살아왔던 인생이다. 이익이 없는 일에 자신의 시간과 노력을 투자하는 것은 능력이 없는 사람이나 하는 것이므로, 적어도 이 세상에서는 이익을 찾아 움직이는 것이 똑똑하고 지혜로울 것 같기 때문이다. 그러나 생각해 보면 젊음도, 패기도, 명예도, 재물도 다 한 때에 있었던 것이며 영원한 것은 없다. 우리가 겪는 기쁨도, 슬픔도, 고통도 모두 한 순간이며 오래 지속되지는 않는다. 그러하다 하더라도, 잠시라도 남을 위해 내 생각이나 내 판단에 반하여 나를 내어놓는 다는 것은 정말 어려운 일이다.

나는 성모님께서 그 당시 처녀가 아기를 가졌을 때 당할 수 있는 수모와 고통을 예상했음에도 불구하고 가브리엘 천사의 말에 "보십시오, 저는 주님의 종입니다. 말씀하신대로 저에게 이루어지기를 바랍니다."(루카 1, 38) 라고 대답했던 그 날을 묵상해본다. 보통 사람들에게는 어려운 선택일 것이나 늘 주님을 흠모하며 정결하게 살아왔던 성모님은 단호하게 자신을 내려놓기로 선택하신 것이다.

당신이 선택하신 일이기에 아기를 구하기 위해 한밤중에 일어나 이집트로 피신하시고, 기꺼이 나자렛에 머무르며 예수아기를 키우시고, 파스카축제 때에 사흘동안 넋이 나간 사람처럼 잘 먹지도 마시지도 못하시면서 애타는 마음으로 아들을 찾아다니다가 예루살렘 성전에서 잃었던 아들을 찾았을 때 "왜 저를 찾으셨습니까? 저는 아버지의 집에 있어야하는 줄을 모르셨습니까?"(루카 2,49) 라는 말에도 노여워하지 않으셨다. 장성한 아들이 이상하다고 하여 소문을 확인하고자 아들을 만나러 온 어머니께 "누가 내 어머니고 누가 내 형제들이냐?"(마태 12,48) 하고 예수님께서 살갑게 맞아들이지도 않고 내치셨을 때, 온갖 정성으로 키워 온 아들의 그 말에도 서러워하지 않고 고향으로 다시 돌아가셨을 것이다.

자신을 모두 내려놓는 다는 것은 바로 나를 다 내어주고 그리고 그 대가를 바라지 않는 것이다. 누구나 시간이 지나가면 내가 원하지 않아도 내 것이라고 여겼던 모든 것을 다 잃어버리게 되고 벌거숭이로 하느님 앞에 서는 날이 올 것이다. 누구를 위해 내 자신을 내려놓는 것인가. 바로 내 목숨의 주인이신 하느님을 위하여 내 자신의 욕심을 내려놓는 것이다. 우리는 남보다 더 똑똑하고, 더 건강하고, 더 멋있게 보이고, 적어도 남에게 아쉬운 소리를 안 하고 살고 싶은 그 당차고 또 교만한 생각을 가지고 살고 있다. 그러나 누가 아프고 싶어서 아프고, 누가 고통 속에 살고 싶어서 사는 것인가. 살아간다는 것은 어떠한 노력을 한다하여도 내 뜻대로 되지 않음을 우리는 경험하여 다 알고 있다. 그러한 마음에서 나를 내려놓게 되면 나를 비롯하여 누구에게 화가 나지도 않게 되고 마음의 평정을 이를 수 있다. 이러한 평정의 마음은 주님께서 주시는 은총의 선물이다.

나는 '나에게 이러한 일이 이루어지도록 도와주세요.'라고 한 가지 제목으로 무려 8년이나 긴 시간을 주님께 청하며 간절한 기도를 드린 적이 있었다. 그러나 야속하게도 늘 주님은 안 계시는 듯, 나의 기도는 들리지 않았다는 듯, 어떠한 변화도 나에게 나타나지 않았다. 어느 날 나는 기도를 많이 하는 언니에게 하느님께 기도를 한다는 것이 얼마나 힘들고 괴로운 것인지를 이야기 하였다. 그리고 항구하게 하느님께 기도하면 그 청을 반드시 들어주신다는 것은 진짜가 아닐 수도 있으며, 이제는 너무나 지쳐서 더 이상 기도를 하고 싶지 않다고 하였다. 사실 나는 기도를 올렸던 그 8년이라는 시간이 너무나 아깝고 그동안 기도했던 그 노력도 너무나 헛된 일이었다는 억울함으로 가득하였던 것이다. 그 분하고 억울한 생각에 나는 눈물까지 흘렸었다.

언니는 스스로 분에 잠겨 징징대는 나를 위로하면서 한마디를 하였다.

> "기도제목이 좀 달라져야할 것 같아. 네가 원하는 대로가 아니라 '주님께서 원하시는 대로 저를 쓰십시오. 그대로 따르겠습니다' 라고 기도해 보면 어떨까?"

그때 나는 문득 내가 올렸던 기도의 제목이 내 욕심에 집중되어있음을 깨달았다. 그래서 나는 기도의 제목을 바꾸기로 하였다. '내가 원하는 일은 당신이 원하는 일이 아닌 것 같습니다. 당신이 나를 이 세상에 두셨으니 주님께서 내 길을 인도하여 주십시오.' 라고 말이다. 그리고 나는 즉시 내 마음도 정리하고는 바로 정말 그 자리를 떠날 준비를 하였다.

오래지 않아 나는 하느님의 뜻을 알게 되었다. 주님께서는 나의 청을 흔쾌히 들어주시어 당신이 원하시는 일을 할 수 있도록 허락하셨다. 그 일이야말로 내가 간절히, 아주 간절히 바라던 일이었다. 아마도 주님께서는 나에게 필요한 시간을 주시고 나의 변화를 간절히 원하시며 애틋한 마음으로 나를 지켜보셨을 것이다.

모든 나의 생각을 내려놓고 주님의 뜻에 맡기는 '나를 내려놓기'는 정말 쉽지 않다. 그러나 마치 어린아이들이 무슨 일을 추진하면서 자신을 지극히 사랑하고 자신을 위해 무엇이던 해줄 수 있는 준비가 된 부모에게 수시로 물어보고 계획을 수정하면서 진행하듯, 크고 작은 우리네 일을 할 때마다 나를 내려놓고 주님의 뜻에 귀를 기울이면 내 삶이 소중하고 귀하게 느껴진다. 왜냐하면 하느님이 나와 함께 계시기 때문이다.

베하스(BeHaS)프로그램에는 '나를 내려놓음'으로서 주님께 가까이 가는 전략이 포함되어 있다. 모든 일에 최선을 다하되 내가 주도하는 것이 아니라 하느님께서 원하시는 대로 따르는 바로 그때 우리는 마음이 넉넉해지며 주님이내 뒤에 든든하게 서계심을 느끼면 나는 사랑받는 귀한 존재라는 것을 알게 된다. 나는 한없이 큰 사랑을 받는 귀한 존재라는 인식은 바로 자존감의 근원이기 때문이다.

'나를 내려놓기'의 구체적 방법은 다음과 같다.

① 보자기 놀이 1 (두사람이 하기)

베하스(BeHaS)운동 프로그램에는 나를 내려놓는 보자기 놀이가 있다. 일상생활 안에서 나를 내려놓는 연습을 하기 란 쉽지 않다. 줄서기에 익숙한 우리들은 누가 새치기하는 것을 허락하지 않는다. 이러한 분위기에서는 때로 사정이 아주 급한 사람도 발을 동동 구르기만 할 뿐 자리를 양보해달라고 하지를 못하게 된다. 세상에서 자신의 기회를 남에게 내어주는 것은 살아가면서 익숙해져야하는 편안함이다.

· 두 사람이 손을 잡고 사과나 포도 중 하나를 선택한다.
· 하나의 보자기를 두 사람이 맞잡고 베하스(BeHaS) 강사가 포도를 부르면 포도가 하자는 대로 사과가 따라서 움직인다.

음악에 맞추어서 움직이는 것은 그 자체가 즐거운 마음이 들지만 사실 자신이 어떠한 움직임을 이끌어가는 것도 쉽지 않은 일이다. 더욱 어려운 것은 내가 남의 움직임을 보고 인지한 후에 바로 상대방의 뜻대로 따라가야 하는 것은 쉬운 일이 아니다. 이것은 바로 마음에 들지 않아도 나 자신의 요구를 버리는 것이기 때문이다.

또한 동작을 하는 동안 남이 어떻게 하는지 늘 마음을 써야 하고 나와 같이 보자기를 맞잡고 있는 사람의 마음도, 몸의 건강상태도, 움직임의 속도도 배려해야하기 때문이다. 그 사람이 기뻐하기를 바라는 것은 내가 이끌어 나갈 때 내 마음 안에서 느꼈던 작은 자부심을 기억하기 때문이다. 보통의 일반 어르신들은 나이가 들어 내가 남을 어떤 방식으로든 이끈다는 것은 생각을 해보지 못한 경험일 수 있다.

이 보자기놀이는 여러 가지 측면을 고려해야한다. 즉 움직임의 방향성, 상대방의 신체적 측면의 고려, 상대방에 적합한 보자기 잡아당기는 강도의 조절, 상대방의 기분, 상대방이 따라 할 수 있는 동작의 형태, 다른 집단의 움직임의 모방 등이 있다.

､어떤 방향으로 나아가야 남들과 부딪히지 않고 지나갈 수가 있을까?
､이 사람의 다리는 건강한가? 아니면 천천히 걸어야하는가?
､이 사람이 보자기 끝을 놓치지 않고 손으로 잘 잡고 있을 수 있을까?
､이 사람을 이끌려면 어떤 동작을 하는 것이 좋을까?
､다른 집단의 움직임 중 어떤 것이 우리 팀에게 좋을까?

보자기 놀이를 할 때 사람들은 '왜 같은 동작만 반복하는가'하고 핀잔을 주기도 하고 '저런 동작을 우리가 왜 따라하지?', 혹은 '우리도 저렇게 해보면 좋겠다' 하는 말씀들을 한다. '이게 생각보다 재미있네~', '아이고 이렇게 하니 몸이 움직여지네', '여기를 이렇게 잡으면 보자기를 놓치지않게 되지', '우리는 이렇게도 할 수 있어요' 라고 말하시며 구체적인 움직임의 전략을 모두에게 전해주기도 한다. 이렇게 자신의 생각을 남에게 이야기 할 수 있는 것 또한 건강한 모습이다.

보자기 놀이는 단순함속에 남을 배려하는 생각과 내가 가진 작은 욕심을 버리고 나를 상대방에게 모두 내어주는 연습을 하게 된다.

베하스(BeHaS)운동프로그램 강사는 대상자의 안전을 최우선으로 생각해야한다. 따라서 대상자의 연령과 건강상태에 따라서 움직임의 속도를 조절해야한다. 또한 강사가 지속적으로 포도와 사과를 반복적으로 외치게 되면 대상자들은 '이번에는 포도라고 했으니 다음은 사과일 것이다.'라고 생각하게 되어 마음대로 리드를 하려고 준비하기 쉽다. 따라서 강사는 참여자들이 누가 리드할 것인가를 예상하지 못하도록 포도와 사과를 부르는 순서를 고려해야한다. 그래야 참여하는 사람들은 매 순간 긴장하면서 배려의 끈을 놓치지 않고 보자기 놀이에 집중할 수 있다.

② 보자기 놀이 2 (혼자하기)

혼자 하는 보자기 놀이도 있다.

짝을 맞추어 하는 게 아니라 혼자 보자기를 들고 하되 집단으로 마음을 맞추어 움직이는 것이다. 베하스(BeHaS)운동프로그램 강사가 앞에서 보자기를 들고 눈 아래에 보자기를 위치하거나 목 아래에, 가슴부위에, 등등으로 보자기의 위치를 변경하도록 시범을 보인다. 음악에 맞추어 보자기의 다양한 움직임을 즐겁게 따라하지만 결국은 집단의 움직임을 같이 보면서 따라하는 것이다. 이때는 강사의 움직임을 따라하는 것이지만 자신의 행동을 다른 모든 사람과 일치시킴으로서 자신의 독특성을 잠시 내려놓을 수 있다.

이 보자기 놀이 2는 두 사람이 짝을 지어 움직이는 하는 보자기 놀이 1에 앞서 시행할 수 있다. 이 간단한 움직임들은 강사의 지시사항을 듣고 이해하여 몸으로 움직임을 만들어 내는 협응성을 높이는 것이다.

이러한 움직임을 통해 참여자들은 움직임의 자신감과 보자기를 움켜잡는 힘과 보자기를 다루는 방법을 터득하게 된다. 그리고 더욱 중요한 것은 밝고 경쾌한 음악에 맞추어 보자기를 다른 사람과 맞추어 흔드는 것이 생각보다 재미있음을 알게 되며 다른 동료들과 함께 어울어지는 동작의 일치감이 아름다운 보자기의 색과 더불어 동료들이 함께 만드는 귀한 움직임이라는 것을 깨닫게 된다.

혼자 하는 움직임보다 함께 하는 움직임이 아름다운 것을 느끼게 되면서 집단안에서 마음을 일치시키는 것의 기쁨을 느끼게 된다. 이러한 작은 변화는 보자기놀이 1을 하는데 큰 영향을 미친다. 보자기 놀이 2는 큰 집단안에서 함께 하되 내 앞에 서있는 내 짝을 받아들이는 것이 소중하다는 것을 인지하는데 필요한 선행경험이 될 것이다.

이때 사용하는 보자기는 집에서 가져오도록 하면 좋다. 흔히 떡이나 물건을 싸는 보자기는 어디나 흔한 것 같지만 찾아오는 사람도 없이 지내는 독거 어르신에게는 쉽게 구할 수 있지는 않다. 또한 구한다 하더라도 어르신들은 금세 보자기를 가지고 오는 것을 잊어버리고 그냥 프로그램 하는 곳으로 오신다. 따라서 베하스(BeHaS) 프로그램 강사는 여분의 보자기들을 미리 준비하는 것이 좋다. 더 좋은 방법은 베하스(BeHaS) 프로그램 강사가 잊어버리고 보자기를 가져오지 않는 사람을 위해 집에 여러 장의 보자기가 있는 사람은 여분의 보자기를 가져오시면 감사하겠다고 이야기를 하는 것이다. 대부분의 어르신들은 보자기들을 여러 장 가져오신다. 반드시 이분들을 칭찬하고 감사하는 말을 여러 어르신 앞에서 공개적으로 치하하는 것은 중요하다. 이 분들은 소중한 일을 하셨다는 생각에 얼굴에 웃음이 떠나지 않으며 스스로 본인은 소중한 사람이라고 생각하게 된다.

- 보자기의 색

보자기의 색깔은 가능하면 밝고 고운색이 좋다. 보통 분홍색 보자기와 황금색보자기를 많이 가져오는데 우리네 삶에서 선물을 분홍색보자기와 황금색 보자기를 선호하는 것을 알 수 있다.

색체학에서는 색채는 '이러한 색채는 관념이나 생각이 아닌 순수한 감각이다. 따라서 색채는 눈으로 감지되지만 색체지각은 반드시 의식적인 수준에서 일어나는 것이 아니라 마음에서 일어난다'고 한다[42]. Linda Holzschue(2015)는 색체는 아무말 없이도 생각을 전달하는 비언어적 표현이며 어떤 색채에 노출되면 행동의 변화까지 초래할 수 있다고 하였다.

색을 인식한다는 것은 체험한다는 의미가 된다. 문화와 식습관, 과거경험과의 연상 작용등과 연결이 되어있기도 하다. 즉 연분홍색은 따뜻하고 섬세하며 가볍고 달콤하고 부드러운 느낌을 주며, 파스텔톤은 여성들이 좋아하는 색감이다. 황금색은 태양이나 빛, 번창과 확대, 불멸의 의미가 있으며, 금을 귀하게 여기는 마음에서 비롯된 최고의 권위를 의미하며 왕족이 주로 사용하였고 부와 권세를 상징한다고 한다. 색채치료학에서 보면 연분홍색(핑크)는 진정작용과 근육이완효과, 원기를 불어넣고 무기력증, 우울증, 슬픔, 의기소침을 완화하는 효과가 있으며 노란색은 간, 담낭, 담즙의 활동을 자극하고 소화에 도움을 주며 상처치유, 활력을 불러일으킨다고 한다[43].

형형색색의 보자기들이 움직이는 것을 보면 보는 사람도 즐겁고 한번 쓰면 버려지는 쓸모없는 보자기들이 이렇게 아름답게 우리에게 다가올 수 있다는 점에서 대상자들은 놀란다. 이 세상에서 버려지는 것보다 쓸모있지만 버려지는 것이 더 많다는 것을 생각하면서 이 아름다움에 푹빠지는 보자기 놀이에 베하스(BeHaS)운동프로그램의 즐거움이 있다.

- 보자기의 촉감

대부분의 보자기들은 부드럽고 매끄럽다. 이러한 좋은 감촉과의 접촉은 마음을 편하게 할 수 있다. 그러나 보자기 놀이에서 보자기를 잡을 때 손의 쥐는 힘인 악력이 떨어져있거나, 손가락으로 물건을 잡는 잡기력이 감소되어 있으면 쉽게 손에서 흘러 떨어지기도 한다. 만약에 보자기 끝을 자주 놓치는 사람이 있으면 그 사람의 잡기력이 감소되어 있음을 알수 있다.

만약 자주 보자기를 떨어뜨리거나 잘 잡지 못 하는 어르신들을 위해서 보자기 끝에 작은 매듭을 매면 어르신들은 안정감을 느끼게 된다.

- 보자기의 위치

보자기가 신체의 어느 쪽에, 어느 부분에 위치하는지를 지각하고 남들이 하는대로 또는 강사가 지시하는 대로 이를 행하는 것도 뇌와 신체의 협응작용이다. 보자기의 위치를 정확하게 따라할 수 있는 연습은 중장년, 어르신들의 인지기능을 높여줄 수 있는 장점이 있다.

- 보자기 놀이에서 느껴지는 천의 긴장감

상대방이 얼마나 힘주어 잡아당기는지, 내가 감당할 수 있는 정도인지를 통해 상대방이 나를 배려하는 지 알 수가 있다. 그리고 정말 열심히 참석하는지, 대충 참석하는지도 알 수 있으며, 그리고 이 보자기놀이를 할 때 느껴지는 천의 긴장감은 상대방에게 많은 메시지를 준다.

'당신이 다치지 않게 내가 조심하고 있어요'
'좀 더 힘있게 이 놀이를 참가하고 싶어요'
'당신은 이 천을 잡는데 손의 힘이 부족하군요'
'나는 이 천이 구겨지지않고 빳빳하게 잡을 수 있는 능력이 있네요.'

③ 배려하는 소집단 풍선놀이

3명 이상~ 5명 이하의 소집단이 구성되면 다양한 색상의 풍선을 이용하여 소집단 풍선놀이를 할 수 있다. 이 놀이는 풍선을 만들어 소집단 구성원끼리 땅에 풍선을 떨어뜨리지 않고 상대방을 배려하면서 서로에게 풍선을 보내는 놀이이다. 이 놀이는 베하스(BeHaS)운동프로그램에서 서로 마주보고 풍선을 띄우기도 하며 3~5명이 하나의 풍선을 떨어뜨리지 않고 튕겨보기도 하는 협응성을 높이는 운동이다. 이 소집단 풍선놀이도 눈으로 보고 이것을 지각하여서 신체에서 반응을 보이는 것처럼 뇌와 신체의 협응력을 끌어내는 것이다.

이 놀이가 성공하기 위해서는 남을 배려해야하며, 상대방이 풍선을 받을 수 있도록 적당한 각도에서 보내야 하고 받을 수 있는 정도의 빠르기와 높이를 맞추어서 보내야한다. 상대방이 잘 걷지 못하면 그 사람 근처로 풍선을 보내야 하고 상대방의 눈을 보고 내가 풍선을 당신에게 보내니 받으시라고 말을 해야 하며 그 사람이 알아들을 수 있도록 큰소리로 말해야 한다. 그 사람이 움직이는 속도를 감안하여 느리게 혹은 빠르게 공의 스피드를 조절하여 보낼 수 있다.

알록달록한 풍선의 색깔은 사람들의 마음을 경쾌하게 하고 풍선을 쉽게 받은 후 다른 사람에게 자신이 배려하면서 풍선을 넘겨주는 뿌듯함도 생긴다. 풍선을 잘 받을 때 작은 성취감이 생기며, 풍선을 다른 사람에게 넘길 때 받을 사람의 건강상태, 신체적 상태를 고려하여 움직이기 때문에, 나는 남을 배려하는 좋은 사람이라는 생각이 마음에 스며들게 된다. 물론 이때는 끝까지 서로를 잘 배려하면서 풍선을 오랫동안 공중에 유지하는 팀에게 치하를 하고 박수를 받게 함이 마땅하다.

만약에 누군가 풍선을 떨어뜨리면 모든 집단원이 '괜찮아~~'를 합창하게 한다. 나 때문에 풍선이 떨어졌다고 생각하면 미안한 마음과 더불어 나는 쓸모없는 존재라는 생각이 들게 된다. 그러나 바로 그때가 누구나 노력을 하여도 실수할 수 있음을 인정하고, 실수하는 것은 언제나 다시 시작하는 기점이며, 새 힘을 얻어야 하는 때이다. 그렇기 때문에 모두가 한목소리로 '괜찮아~~'를 하면서 격려해야한다. 이러한 격려의 반응을 반복하여 하다보면 너그럽고 좋은 습관이 되어 다른 때에 누군가 그런 실수에도 너그럽게 반응할 수가 있는 것이다.

특히 베하스(BeHaS)운동프로그램에서 자주 하는 소집단 프로그램은 집단 활동을 하면서 활력이 생기고 몰입이 되고 소속감을 느끼게 되는 등 긍정적인 효과를 가지고 연결망을 확대, 발전시킬 수 있는 기회가 되며, 이러한 연결망의 형성은 소집단 구성원들을 응집시켜 구성원간 의 친밀한 관계에 영향을 다시 미치게 되는 순환 고리를 형성하게 된다[28].

소집단 활동은 반복할수록 서로에게 친화적이 되고 서로를 이해하고 배려하고 결국에는 서로를 귀하게 여기는 친밀한 관계가 형성되고 그러한 관계속에서 끈끈하게 이어지는 집단응집력도 발전하게 된다. 집단응집력은 외로움을 없애주고 안정감을 주며 집단 구성원 개개인들이 집단의 수준을 높이기 위해서 노력해야겠다는 동기화가 선행된다[44].

이러한 소집단활동을 통하여 모두는 서로에게 배려를 하고 서로에게 배려를 받는 행위가 이루어진다. 이러한 놀이를 통한 작은 성취는 자기효능감을 높여주고 마음 가득히 솟아오르는 기쁨은 한 인간으로서 나는 소중하다는 생각이 가슴속에 남게 되고 이를 통해 그 사람의 자존감이 높아지게 되는 계기가 되는 것이다.

사실 따뜻하고 정이 넘치는 소집단의 소속이 되었다는 사실만으로도 대상자들은 기쁘고 행복할 것이다.

소집단 풍선놀이에 필요한 배려

- 상대방이 알아듣게 목소리를 크게 낸다.
- 상대방이 알아들을 수 있도록 또박또박 발음을 한다.
- 상대방이 움직이는 능력을 파악한다.
- 상대방이 움직이는 속도를 파악한다.
- 상대방이 움직이는 방향을 파악한다.
- 상대방이 떨어뜨려도 비난하지 않고 '괜찮아~~' 라고 감싸 준다.
- 우리라는 느낌을 갖게 한다.
- 경쾌하고 밝은 음악에 몸을 맡기면서 즐긴다.

④ 장님친구 인도하기

베하스(BeHaS)운동프로그램에서 시행하는 장님친구 인도하기는 남다른 경험을 경험할 수 있다. 눈이 안보이는 장님친구에게 내가 주는 정보에 의해서 장님친구는 나를 온전히 믿고 움직여 목적한 곳까지 한참의 거리를 함께 걷는 경험을 해보는 것이다.

장님친구 인도하기에 참여하는 사람은 자신을 온전히 상대방에게 맡기는 무조건적인 신뢰를 바탕으로 한다. 남을 무조건 믿는 다는 것은 정말 쉽지 않은 체험이다.

한 사람은 장님친구가 되어 눈을 꼭 감고 내가 넘어지지 않도록 감싸 안고 있는 상태에서 내가 지시한대로 온전히 몸을 나에게 의탁하면서 움직이는 것이다. 3분정도의 장님 체험이라도 온전히 나를 친구에게 맡긴다는 것이 쉽지 않다. 왜냐하면 이제까지 모든 것을 스스로 헤치면서 살아왔기 때문에 나의 살아있는 감각을 무시하고 타인에게 나의 주도권을 모두 넘긴다는 것은 너무나 어렵다.

이 또한 자신을 내어주는 체험을 하는 것이다. 단순한 체험이 아니라 내가 가진 중요한 감각인 시각을 포기하고 눈으로 들어오는 온갖 정보를 인위적으로 차단하고 귀를 통해 들리는 목소리와 상대방이 나를 잡고 있는 손이나 팔의 미세한 움직임에 나의 모든 감각을 곤두세우고 긴장하는 경험이다. 남을 온전히 믿고 나를 타인에게 맡김을 통해 나를 내려놓는 경험을 하게 된다.

눈을 감고 순응하는 사람만 어려운 게 아니다. 앞에 놓여있는 의자라는 장애물을 헤치고 함께 나가야 한다는 미션을 성공하기 위해, 눈을 크게 뜨고 온갖 이해를 돕는 설명을 하면서 장님친구를 안전하게 안내하기 위해 이끌고 있는 사람 또한 온몸이 긴장하게 된다. 이 소중한 사람을 다치게 하면 안되기 때문이다. 결국 이 장님친구 인도하기는 둘이 함께 하면서 마음을 모아 어려운 세상을 헤쳐나가야 하는 체험이다.

모든 사람이 '장님친구 인도하기'를 끝내면 각자의 느낌을 이야기하게 한다.

'생각보다 답답했어요. 앞이 안 보여서요',

'그냥 믿고 따르니 편했어요',

'실눈을 뜨고 살짝 살짝 앞을 보았어요',

'넘어질까 봐 조금 걱정이 되었어요',

'인도하는 사람의 목소리가 잘 안 들려서 불안했어요',

'너무 늦게 장애물을 이야기 하니 부딪힐 것만 같아서 걱정이 되었어요',

우리네 인생에서 대개의 경우 앞이 보이지 않고 막막한 길에 서있을 때, 사람이 이끌 수도 있지만, 우리는 눈을 뜨고 있으나 장님이나 마찬가지이다. 이때는 우리의 주님께 내 앞길을 맡기고 그 분이 인도하는 대로 따라가야 함을 이 '장님친구 인도하기'에서 배울 수 있다. 베하스(BeHaS) 강사는 '장님친구 인도하기'를 모두 끝낸 후, 매번 우리는 눈을 뜨고 있어도 볼 수 없는 우리의 앞날을 주님께 맡기는 것이 중요함을 이야기해야 한다.

⑷ 자존감 올리기 전략 3 : 행복한 등경락 마사지

남에게 자신의 등을 내어준다는 것은 쉽지 않다. 등은 나에게 있어서 언덕 같은 곳이다. 어릴 적 꿈과 힘 듬으로 가득 찬 책가방을 메고 다녔던 그 곳, 쑥쑥 크는 어린아이들을 업어서 키운 곳, 이사가면서 아끼던 책장을 밀기위해 버티던 등이 아니었는가.

나이가 들면서 삶의 스트레스로 인해 가장 먼저 통증이 찾아오던 그곳이 바로 등이었다. 남이 아니면 주물러주거나 두드려주면서 위로해 줄 수 없는 스스로 볼 수 없는 장소이지만 몸의 바른 자세를 유지하고 등에 통증을 자주 유발하는 근원인 승모근, 능형근, 광배근, 전거근, 견갑하근을 풀어주는 방법은 행복한 등경락 마사지로 가능하다.

그러나 이 방법은 누군가가 남을 위해 마음을 담아 정성껏 해주어야 한다.

음악에 맞추어 시작한다.

① 3~5개의 줄에 줄지어 선 다음 앞 사람의 등에 손바닥을 대고 상대방의 호흡과 자신의 호흡을 맞추어본다.

② 호흡이 같아지면 손바닥으로 앞사람의 등과 허리와 어깨를 문지른다. 이때 앞사람에게 다음과 같은 말을 전달한다.

、다시 만나서 반갑습니다.
、오늘도 행복한 날 되시길 기도합니다.
、늘 건강하세요.
、기쁜 날 되시길 기도합니다.
、귀한 분을 만나서 참 기쁩니다.

③ 양손가락 끝부분, 양손날 부분, 느슨한 주먹으로 척추 중앙에서 약 3cm가량 떨어진 방광경락 제 1선과 약 6cm가량 떨어진 방관경락 제 2선을 중심으로 허리까지 두드린다.

④ 손을 오목하게 해서 등 전체를 두드려준다.

⑤ 손바닥으로 등 전체를 부드럽게 쓰다듬어준다.

⑥ 앞사람을 끌어앉고 '사랑합니다'라고 말한다.

⑦ 뒤로 돌아서서 처음부터 다시시작한다.

앞사람은 등을 마사지해주는 사람에게 '시원합니다, 감사합니다. 고맙습니다. 행복하세요. 건강하세요' 라고 축복의 감사한 마음을 전한다.

등경락 마사지를 받는 사람이나 하는 사람 모두다 서로에게 감사하는 등경락 마사지는 받음으로 기쁘고 해주면서 기분이 좋은 시너지효과가 나타나는 베하스(BeHaS)운동프로그램에서 신체적 접촉을 통하여 자존감을 높여주는 전략중 하나이다.

(5) 자존감 올리기 전략 4 : 자신의 가까운 미래를 계획하기

① 오늘 자신이 할 계획을 말한다.

、3-5명이 한 조가 되게 조를 짠다.
、조별 이름을 만들고 종이에 조의 이름을 적는다.
、각 조별로 종이에 날짜와 조원의 이름을 적은 다음 벽에 붙여 놓는다.
、각 조에서 오늘 각자가 할 일을 기록판에 적는다.

예를 들면 다음과 같다.
오늘 오후에는 이 프로그램에 불참한 친구에게 전화를 할 것이다.
오늘 저녁에는 자기 전에 적어도 3사람을 위해 축복해줄 것이다.
오늘 밤 자기 전에 나는 내가 좋다를 거울보고 한 번 시행해 볼 것이다.

② 1 달 이내에 자신이 할 계획을 말한다

、3-5명이 한 조가 되게 조를 짠다.
、조별 이름을 만들고 종이에 조의 이름을 적는다.
、각 조별로 종이에 날짜와 조원의 이름을 적은 다음 벽에 붙여 놓는다
、각 조에서 1달 이내에 각자가 할 일을 기록판에 적는다.
、각 조별로 발표를 한다.
、조별로 종이에 날짜와 발표내용을 적고 색칠을 하거나 스티커를 붙

인다.

③ 3 달 이내에 자신이 할 계획을 말한다(봄, 여름, 가을, 겨울)
- 3-5명이 한 조가 되게 미리 짠 조가 만난다.
- 조별로 3달 이내에 각자가 할 일을 기록판에 적는다.
- 각 조별로 발표를 한다.
- 조별로 종이에 날짜와 발표내용을 적고 색칠을 하거나 스티커를 붙인다.

④ 1년 이내에 자신이 할 계획을 말한다
- 3-5명이 한 조가 되게 미리 짠 조가 만난다.
- 조별로 1년 이내에 각자가 할 일을 기록판에 적는다.
- 각 조별로 발표를 한다.
- 각자의 종이에 날짜와 발표내용을 적고 색칠을 하거나 스티커를 붙인다.

이러한 계획을 생각해 보고 플랜을 세우는 것은 미래의 희망을 가지는 것이다. 남들이 발표하는 내용을 보고 다른 사람도 자신감이 생길 수 있다. 누구나 주님이 주신 시간 내에서 희망을 가지고 사는 것은 스스로를 귀하게 여기게 만든다. '나는 이 세상에서 아직도 할 일이 많은 사람이야.' 이러한 생각은 자존감을 갖는데 중요하다. 다시금 75세에 그림을 시작하여 101세까지 화가로 지냈던 모지스할머니의 맑은 말들을 옮겨본다.

"사람들은 늘 내게 늦었다고 말했어요.
하지만 사실 지금이야말로 가장 고마워야할 시간이에요.
진정으로 무언가를 추구하는 사람에겐

바로 지금이 인생에서 가장 젊은 때입니다.

무언가를 시작하기에 딱 좋은 때이지요[38]."

(6) **자존감 올리기 전략 5: 감사하며 살기**

나이가 들면 점차 우리는 이 세상의 것들을 정리하고 무엇인가 잘 살아 보고 싶은 생각이 든다. 그래 이제까지 치열하게 잘 살아왔지~~ 힘든 것도 기쁜 것도 있었던 날들~ 이 순간을 절대 잊지 않으리라고 생각했던 소중한 그날들의 기억은 벌써 어디로 갔는지 모르는 지금, 그런 기억을 영원히 간직하리라고 생각했던 그런 날들이 있었다는 것만으로도 지금 기쁘다.

우리는 젊은 시절에 아기들도 키웠고 기저귀도 빨았고 걸레도 빨아서 썼다. 남편과 아이들에게 밥을 고슬고슬하게 지어 반찬이 없어도 따뜻하고 맛있는 저녁을 해 먹였다. 김치국에 밥을 말아 허기진 배를 채우면 남편은 아내에게 보너스라고 작은 봉투를 호기롭게 내밀었던 그때, 지금은 저 기억에 아련히 남아있다. 아이들은 커서 제각각 살아가기에 분주하고 나는 그 바빴던 시간이 내게도 존재하였는지 잘 생각이 안 난다.

지금 나이를 들어가면서 우리는 하나, 둘 씩 병을 가지고 약을 먹고 식이 조절을 하면서 살고 있다. 얼굴에 웃음이 없어지고, 살면서 웃을 일이 뭐 있을까.. 어릴 적에는 낙엽이 굴러도 페트병이 굴러가도 넘넘 재미있었고 신났는데..

그러나 이전의 시간들에서 내게 다가온 힘의 무게가 너무 크고 버거웠다는 것을 지금은 생각하지 말자. 그 말할 수 없는 버거움도 이기고 살아온 당당한 내가 아닌가.

엄격히 말하면 내가 이렇게 이 순간 지금처럼 살아있다는 것은 내 스스로의 힘 때문은 절대 아니라고 생각된다. 내가 힘들어서 무너져 내리고 있을 때 내 마음속에 솟구치던 그래도 살아있음에 감사하자 라는 생각을 붙들고 살았다. 내 인생의 가장 아름다운 시기인 노년에 순간순간 하느님께 감사를 올릴 수 있는 것은 축복이다. 우리는 남에게 감사의 말을 건넬 때 마음이 푸근해진다. 누구인가 내게 감사의 말을 받을 때도 마찬가지이다. 누군가에게 감사를 한다는 것은 그 사람을 귀하게 여긴다는 표현이며, 그 사람의 마음에 깊은 사랑과 존경을 표하는 것이다. 나이가 많을수록 감사를 받으려 하지 말고 나와 함께 동시대에 살고 있는 귀한 젊은이들에게 감사를 표현하는 것이 중요하다. 그것은 젊은이들에게 알려주는 삶의 지혜이기 때문이다. 누군가에게 감사할 수 있다는 것은, 이미 예전에 누군가에게 감사를 받아보았던 기쁨이 있을 때 할 수 있는 경험의 태도이다.

사실, 감사를 표한다는 것은 어렵지 않다. 다만 상대방에게 사랑을 건네는 것을 하면 된다.

프로그램을 할 때는 이렇게 감사인사를 할 수 있다.

、늦지 않게 와주셔서 감사합니다.
、함께 하여주시니 감사합니다.
、함께 웃을 수 있으니 감사합니다.
、등을 시원하게 마사지해주시니 감사합니다.
、매주 만날 수 있으니 너무 고맙습니다.

평소에는 이렇게 감사인사를 할 수 있다.

、잊지 않고 안부를 물어주시니 고마워요~~
、같이 갈 수 있어서 참 고마워요~~

、나를 생각해주어서 고마워요.

、내말을 전해주어서 고마워요.

、어려울 때 이야기 할 수 있는 친구가 되어주어 감사해요.

수많은 감사하기가 있지만 모든 사람들이 하는 감사하기는 한 다발로 모아져 하늘로 올라갈 것이다. 바로 감사하기의 근원은 내안에 있는 귀한 생명의 주인이신 하느님을 기억하는 것이기 때문이다. 베하스(BeHaS)운동 프로그램에서 '감사하기'는 자존감을 향상시키는 좋은 전략이 될 것이다.

(7) 자존감 올리기전략 6: 서로 축복해주기

누군가를 잘 되도록 축복해 준다는 것은 축복하는 사람과 축복받는 사람 모두가 행복하게 된다. 우리는 카톡을 하거나 메일을 할 때에도 반드시 행복하길, 건강하길, 기쁘길 축복하여 준다.

프로그램에 참여하는 사람들은 축복의 말을 들을 때 웃는다. 축복의 말을 할 때에도 사람들은 웃는다. 웃음은 축복과 더불어 함께 있는 짝꿍이다. 웃을 때 면역세포가 활성화된다는 것은 이미 여러 연구에서 보고되어있다. 즉 자연살해세포(Natural Killer cell)는 우리 몸에서 암세포를 파괴하는 세포인데 웃을 때 이것이 활성화 되어 우리 몸을 지킨다. 웃기만 하면 되는데 저절로 웃기는 쉽지 않다. 이 때 축복을 해주면 웃게 되어있다. 아마도 하느님께서는 이러한 '이웃을 축복하는 과정'을 통해 우리에게 영육간의 건강을 허락하시는 것이라고 생각이 된다.

나는 창세기를 읽으면서 야곱과 에사우를 생각할 때마다 에사우에게 더 마음이 갔다. 나는 불콩죽 한 그릇에 중요한 장자권을 쉽게 넘기는 에사우의 경박함도 닮았고, 소중한 것을 귀하게 여기지 않았던 어리석음도 닮았다.

그리고 사냥을 나갔다가 아버지의 축복을 빼앗긴 것을 알고 나서 아버지에게 축복을 달라며 우는 모습도 닮았다. 남들처럼 노련하지 못하여 소중한 기회를 놓치고 나서 속상하고 안타까운 경우도 많았기 때문이다. 야곱처럼 영특하지도 않고 뚜벅뚜벅 사는 모습도 마음이 간다. 그래서 창세기의 이 부분에서 에사우가 늘 마음에 걸렸다. 왜 하느님께서 에사우가 아니고 야곱이었을까?

그런데 에사우가 동생 야곱을 보고 "자, 일어나 가자. 내가 앞장서마."(창세 33, 12) 라고 하였다는 부분을 읽으며 눈물이 났다. '하느님께서는 하느님의 강복을 동생 야곱에게 사기당하고도 동생 야곱을 만났을 때 끌어안고 목놓아 우는, 사람을 소중히 여기는 에사우를 통해 하느님의 강복을 보호하고 계신다는 것이다[45].'

나도 에사우처럼 부족하지만 사람을 소중하게 여기고, 그 사람을 위해 마음으로 축복하여 주는 사람이 되고 싶기 때문이다. 우리는 누구나 다 부족한 사람이지만 매일 사람들에게 축복을 하는 일은 할 수 있다. 쉽지 않은 일이지만 축복은 말로만 하는 것이 아니라 마음으로 행동으로 드러나야 완성되는 것 같다. 축복하기는 그 사람이 원하는 희망을 넣어서 축복하는 것이 좋은 것 같다. 축복을 하면 받을수 있는 사람은 받지만 안받으면 다시 축복하는 사람에게 축복이 돌아오는 것 같다.

- 건강하세요.
- 빨리 쾌차하세요.
- 오늘도 행복한 날이 되세요.
- 오늘도 원하는 일이 잘되는 날이 되세요
- 오늘도 기쁨 가득한 날이 되세요
- 힘내세요
- 주님 은총 충만한 날이 되세요.

4) 서로간에 사람돌봄 실행하기

나는 간호사이므로 다양한 사람의 다양한 상처를 보았고 상처치유에 관한 지식도 조금 있다. 상처는 큰 수술 상처도 있고 검사나 간단한 시술을 위한 크지 않은 상처도 있다. 넘어져 마찰로 생기는 찰과상 같은 아주 가벼운 상처도 있다. 상처가 벌어지지는 않았지만 조직하부에 출혈이 발생한 타박상도 있고 불규칙하게 찢어진 열상도 있다.

상처가 치유되는 데도 상처의 깊이와 넓이에 따라 다르고 상처가 균에 오염이 되어있는 상처인지 아닌지에 따라서도 시간이 필요하고 상처치유를 위한 간호방법이 달라진다. 특히 상처를 입은 사람의 건강상태에 따라서도 치명적일 수도 있고 잘 회복이 될 수도 있다. 때로 치유가 어려워 의료진이 걱정을 한 사람이 잘 회복되기도 하고 대수롭지않은 작은 상처인데도 패혈증으로 사망하는 경우도 있다. 먼지이며 흙인 우리의 신체가 그러 할지인데 우리의 고귀한 마음과 영혼의 상처는 회복이 간단하게 진행될 것 같지 않다.

나는 마음에 여러 가지 상처를 입고 살아오면서 하느님만이 이 상처를 해결해 주신다고 믿는다. 사람들이 살아가면서 받는 상처에 대한 내적치유는 단순히 심리적 접근만으로는 쉽지 않다. 오로지 하느님의 큰 사랑 만이 가능한데, 우리는 매일 매일 남에게 혹은 스스로 상처를 받고 있기 때문에 지금의 상처가 사라졌다하더라도 내일 혹은 이 세상을 하직하고 하느님의 부르심을 받는 그 날까지 새로운 상처가 생길 수 있다. 설혹 한 번의 상처치유가 되었다고 생각을 하더라도 이 상처가 얼마나 깊은지, 얼마나 넓은지, 또한 그 사람의 신앙과 소신, 자신의 철학과 삶의 태도에 따라 치유되는 정도가 다를 것이다. 또한 그러한 마음의 상처를 치유하고자 얼마나 노력했는가에 따라 달라질 것이다.

100세 건강시대라고 한다. 요양원에도 요양병원에도 주간보호센터에도 치매노인이 증가하고 있으나 이들의 간병을 자손들에게 기대기 어려운 실정이다. 노인의 마음의 상처는 준비되지 않는 노후의 생활, 끝이 보이지 않는 질병치료과정과 투병 중에 겪는 외로움이 가장 클 것이다. 노인들에게 필요한 것은 하루의 따뜻한 음식도 중요하지만 한 인간으로서 존중하고 귀하게 여기는 사람과 사람사이의 돌봄이 그 답이 될 수 있다.

베하스(BeHaS)운동프로그램에서 쉽게 따라할 수 있는 사람돌봄을 실행해보는 방법은 다음과 같다.

(1) **알아봐주기**

'알아봐주기'는 상대방에게 관심을 갖고 그 사람의 존재를 기억하는 것이다. 그러나 그 사람이 나의 관심을 인식하지 않으면 알아봐주기를 할 수 없다. 예수님은 이웃이 원하던 원하지 않던 그 사람의 존재를 인식하고 그 사람의 현재 가장 큰 마음을 읽으시면서 알아봐주기를 하셨다.

예수님은 외아들을 잃은 불쌍한 과부의 장례행렬을 보고 멈추어 서서 그 처절하게 서러운 과부의 마음을 알아봐주셨다. 나인이라는 마을에 사는 그 과부는 예수님을 잘 모르는지, 지나가시는 예수님이 근처에 계심도 모르고, 아들을 살려달라고 청하지도 않았다. 과부의 죽은 외아들은 그 과부의 희망과 기쁨과 삶 전부 였을 것이다. 그 어머니는 세상에 하나밖에 없는 피붙이이고, 뱃속에 열 달이나 품었었던 그 사랑하는 아들이 먼저 이 세상을 떠났다는 것으로 마음이 갈갈이 찢어지고 비통하였을 것이다. 그리하여 아무 희망도 남아있지 않은 텅 빈 마음으로 통곡을 하면서 곧 쓰러질 듯 비척대며 관을 뒤 따라갔을 것이다.

그 모습을 보신 예수님은 얼마 후 자신이 피투성이로 골고타 언덕을 걸어갈 때 예수님의 어머니 성모마리아가 겪으실 그 큰 슬픔과 고통과 비통함을 보셨을 것이다. 아들예수의 고통을 보고, 아들의 처참한 죽음도 겪으실 그 어머니의 아픔의 무게가 얼마나 크고 고통스러우신지, 아들 예수님은 알고 계셨을 것이다. 하실 수만 있다면 예수님도 어머니께 그렇게 큰 고통을 드리고 싶지 않으셨을 것이다. 당신의 어머니께 드리지 못하는 그 큰 기쁨을 나인의 과부에게 주신 것이다. "주님께서는 그 과부를 보시고 가엾은 마음이 드시어"(루카 7, 13) 외아들을 살려내어 어머니에게 돌려주셨다.

다시 살아난 외아들을 보고 꿈인가 생시인가 놀라며 기뻐하며 펄펄 뛰었을 그 과부처럼, 어머니 성모마리아의 마음도 기쁘게 해드리고 싶으셨을 예수님! 그 예수님의 마음이 진정한 '알아봐주기'라고 생각한다.

지난 번 베하스(BeHaS)운동프로그램 중 어느 독거노인에게 다른 독거참여자들에게 안부 문자나 카톡을 보내주면 좋겠다고 부탁을 하였다. 참여자가 30명쯤이라서 프로그램 운영자 혼자 안부 연락하기가 쉽지 않았기 때문이다. 부탁은 받은 분은 '나도 그 사람을 잘 모를뿐더러, 그분은 좀 성격이 괴팍하여 내가 더 마음에 부담이 되는 분이다.'라고 살짝 어려움을 표하였다. 그러나 나는 베하스(BeHaS)정신은 알아봐주기가 최우선이라고 하면서 부탁을 드렸다. 1주일 뒤 그 어르신을 만나니 얼굴에 웃음을 가득 채우면서 기쁜 소식을 전해주었다. 처음 카톡을 했을 때는 아무 반응이 없더니 나중에 자주 연락을 주는 것이 너무 감사하다고 하면서 자신에게 매일 카톡을 보내달라고 요청하였다고 하였다. 그리고 프로그램 중에 만나면 문자를 한 그분을 끌어안고 참으로 고맙다고 기쁨 가득한 감사를 전했다고 하였다. 외로움이 독거노인의 가장 큰 힘듬이다. 저녁 어스름이 깔리면 아무도 없는 빈방에 앉아 텔레비전을 보고 긴 밤을 지내는 것이 그분들의 어려움이다. 기쁨이 없는 지루한 나날인 것이다.

아프고 늙고 지친 노인에게 예수님을 닮은 마음으로 다가가는 것은 의료

전문가가 아니라도 할 수 있다. 그저 상대방의 처지와 마음을 공감하며 과부의 아들을 살리신 예수님의 마음으로 '알아봐주기'를 통해 다가가는 것이 중요하다.

⑵ **칭찬하기**

예수님께서는 반신반의하고 필립보를 따라온 나타나엘에게 "보라, 저 사람이야 말로 참으로 이스라엘 사람이다. 저 사람은 거짓이 없다."(요한 1, 47)라고 칭찬을 하신다. 나타나엘은 사실 훌륭한 사람이지만 예수님을 만나기 전에는 예수님을 믿지않았다. 예수님의 칭찬 한마디는 나타나엘의 마음을 움직이며 예수님께 다가가게 하고, 예수님께서 하실 사명을 나타나엘도 기꺼이 동참하게 만드셨다.

우리가 할 수 있는 칭찬은 사실 상대방을 눈여겨봐야만 가능하다.

우리가 만나는 상대방이 하는 행동, 말씨, 건네주는 마음, 태도, 눈빛을 사랑을 가지고 주의깊게 보면 대부분의 경우 그 사람에게 칭찬할 좋은 장점을 볼 수 있다. 모든 사람에게는 칭찬을 받을 만 한 무엇이 있다. 이기적인 말을 하는 사람도, 본인의 작은 이득을 위해 남을 불편하게 하는 사람도, 그 사람에게도 한 인간으로서 아름다운 측면이 있다. 왜냐하면 하느님께서 하느님의 모상대로 우리에게 영을 주셨기 때문이다. 아무리 작은 것이라도 그것을 찾아서 칭찬하는 것은 베하스(BeHaS) 프로그램의 자존감 증진전략에 대단히 중요하다.

우리가 만나는 사람들은 때로 상처투성이어서 사실이 아닌 것을 가지고 잘못 칭찬하면 신뢰관계가 깨진다. 반드시 그 사람을 눈여겨보고 나서, 알맞은 칭찬을 해야 할 것이다. 특히 노인들은 더욱 그러하다. 오랫동안 아무도 찾아오지 않고 연락도 없으며 몸은 아프고 위안 받고 싶지만, 전화할 때도 없고 아무도 자신에게 전화가 없어 서러울 때는, 누구라도 당당하고 당찬 태도가 나올 수 없다. 그럼에도 불구하고 노인들은 지금까지 살아있는 그 자체로도 칭찬받아야 할 것이다.

독거노인을 대상으로 베하스(BeHaS) 프로그램을 진행하는데, 한 어르신이 나는 이 프로그램이 별로 재미가 없다고 하셨다. 그런데 주의깊게 살펴보니 주변의 어르신들이 그 분을 약간 따돌림하고 있는 느낌이 들었다. 그 분만 너무 생활이 어려워 다른 어르신들과 잘 대화가 되지 않았기 때문이었다. 따라서 집단 내에는 그분의 존재감이 없었다. 그런데 그 분은 항상 일찍 오시는 분이었으므로 나는 프로그램 전체 어르신들 앞에서 '이 어르신은 항상 프로그램 준비 때 일찍 오셔서 이 프로그램을 기쁘게 기다려주시는 귀한 분이십니다. 이분이 계셔서 프로그램 운영하는 저희는 너무 기쁘고, 감사하며 힘이 납니다.' 하고 칭찬을 하였다. 그분은 매우 기뻐하셨다.

12주간의 프로그램이 끝날 때 까지 매 회기 마다 그 분은 항상 일찍 오셔서 인사를 건네며 도와줄게 있느냐고 물으며 우리를 기쁘게 해주셨고 우리는 그 분과 친하게 지낼 수 있었다. 그 분은 우리 프로그램의 소중한 한 분임을 인지하게 되었고 스스로를 자랑스러워 하시면서 그 자리에 늘 계셨다.

(3) 경청하기

미사 중 강론시간에 한 젊은 신부님께서 예수님의 '경청'을 말씀하셨다. 신부님은 "열두제자를 파견하시다."(마르 6, 7-13)와 연결하여 제자들을 '더러운 영들에 대한 권한을 주시고, 둘씩 짝지어 파견하기 시작하셨다'를 기억하게 하신 후 돌아온 제자들의 보고에 예수님이 경청하시는 상황을 말씀해주셨다.

> "사도들이 예수님께 모여와, 자기들이 한 일과 가르친 것을 다 보고하였다."(마르 6, 30)

그때에 사도들이 각자 예수님의 말씀에 따라 많은 사람들에게 전교활동을 하러 다니다가, 예수님께 돌아와 성과보고를 하고 있었다. 제자들이 예수님의 기대에 부응할 정도로 잘한 것도 있었겠지만, 사람들에게 손가락질 받고, 비난받고, 전도에 실패하고 상처받은 일도 더 많이 있었을 것이다. 예수님을 믿고 호기롭게 떠난 전교여행에서 묵살당하고, 무시당하고, 배척당한 경험도 있었을 것이다. 예수님의 제자라는 뿌듯함으로 예수님만 믿고 떠난 희망에 가득 찬 여행길, 그러나 전도가 실패하는 곳마다 쌓여진 창피하고, 자존심 상하고, 그로인해 슬펐던 경험을 다 들으신 예수님께서 "너희는 따로 외딴곳으로 가서 좀 쉬어라."(마르 6, 31)라고 그 마음들을 격려하고 위로하시고 계신다.

그냥 그들의 보고하는 말을 들으시는 것이 아니라, 예수님은 마음을 다하여 그 제자들의 흔들리는 눈빛도 보시고, 갈라지는 목소리와 피곤에 지친 몸도 보셨을 것이다. 제자들의 옷이며 신발이며 어디하나 제 모습이 아니었을 것이고, 행색이 누추하고 보기 좋을 리 없었을 것이다. 음식도 잘 먹지 못해 허기지고 에너지가 떨어진 눈이 퀭하게 들어간 제자들을 보시는 예수님은 가슴이 많이 아프셨을 것이다.

가장 마음이 아프셨던 것은 아마도 열심히 일하였으나 제대로 좋은 성과를 가져오지 못한 또는 빈손으로 돌아온 자신을 탓하고 자신의 무지함을 미워하는 제자들의 무너진 자존감들을 보셨을 때였으리라.

한없는 사랑으로 말하는 사람의 마음과 몸을 모두 헤아리시는 것 바로 그것이 예수님의 경청이다. 경청을 한다는 것은 듣기만 하는 것이 아니라 동시에 말하는 사람들에게 위로와 격려의 말이나 행위로 이어지게 되어있다. 우리도 예수님의 마음으로 경청하는 것이 진정으로 필요한 시대에 살고 있다.

프로그램을 끝나고 나서 어느 어르신이 나를 붙잡고, 아주 속상한 일이 있다고 호소하셨다. '인공눈물을 처방받았는데 손가락으로 잡는 부분이 너무 작아서 손가락으로 인공눈물을 짜는 과정에서 눈이 아닌 곳에 눈물이 떨어졌지. 너무나 적은 양이 들어있어서 다른 것을 다시 개봉하여 사용해야 하는데 이번에는 손이 떨려서 인공눈물이 볼로 떨어졌네. 잡는 곳을 더 크게 하면 안 되나? 어휴, 너무나 속상하고 슬프네' 하셨다. 그 분은 늙음으로 인해 겪는 참담한 마음, 젊은 사람들이 제품을 만들 때 주로 사용하는 어르신들을 배려하지 않고 있다는 분한 마음, 그럼에도 앙상한 손가락을 이용하여 여러 번의 실패에도 또 그걸 사용해야만 하는 서러움, 이러한 이야기를 하소연해도 소용없다는 좌절감으로 눈물이 가득 고였다. 나는 이제 쓸모없는 사람인데 죽을 수도 없고 넘 서럽고 힘들다고 하는 생각, 바로 자존감이 낮아진 상태이다.

나이가 들면서 우리들의 몸이 날로 쇠락해지고 버티기 어려운 상황에 갈 수가 있다. 노인들의 신체적 문제와 연결된 어려움은 당장 해결하기 어려운 부분들이 많다. 그분들이 원하는 것은 바로 해결이 되지 않아도 그러한 어려움이 있으니 잘 알아듣고 추후 노인들의 어려움을 해결하기 위한 노력을 해달라는 호소를 잘 들어주는 것이다. 그리고 그것이 반영되도록 할 수만 있다면 행동으로 옮겨 도와주는 것이 더욱 좋은 것이다. 진심으로 그 분들의 말을 잘 들어주는 경청하기는 상대방의 자존감을 높여주는 베하스(BeHaS) 프로그램의 중요한 부분이다.

베하스(BeHaS) 프로그램은 떠날 때와 달리 풀이 죽어 돌아온 제자들을 바라보시며 행하신 '예수님의 경청하기'를 소중한 전략으로 시행하고 있다.

(4) 안위제공하기

베하스(BeHaS)운동프로그램에서 만난 할머니는 젊은 나이에 남편이 갑자기 심장마비로 사망한 후 두 아이들을 키우느라 안 해본 일이 없다고 하면서 아이들을 열심히 키워 시집, 장가 잘 보냈으므로 근심걱정이 없다고 자랑하셨다. 그런데 한 가지 걱정은 밤에 잠이 오지 않아서 아침 해가 뜰 때까지 장롱을 뒤지면서 다시 정리하거나 가족사진첩을 처음부터 다시 보거나하지만 야속하게도 잠은 오지 않는다고 하였다. 잠을 자지 못하니 차라리 죽는 것이 더 편 할 수 있다고 말하였다.

또한 그분은 날마다 늘어가는 약봉지에 위장은 다 헐어버리고 이제는 온 몸이 아프다고 호소하였다. 불면증 치료를 받으셨냐고 묻는 네게 '선생님은 남편이 있으니 잠 걱정은 안하지요? 나도 남편이 살아있을 때는 잠 걱정을 해본 일이 없어요. 선생님은 지금이 아주 행복할 때에요' 하고 홀로 있음이 수면장애의 어려움이라고 하였다. 지금쯤은 잊을 만도 한데, 밤에 누우면 갑자기 일찍 가버린 남편, 홀로 아이를 키우면서 경험했던 쓰라린 경험들이 불쑥 찾아와 마음을 흔들어서 뒤척이다보면 새벽이 찾아온다고 하였다. 잠을 청하려 눕기만 하면 찾아오는 또 하나 가장 어려운 점은 이렇게 홀로 치열하게 살아왔지만 남편처럼 나도 어느 날 가슴을 부여잡고 홀로 이 세상을 하직할지도 모른다는 두려움이 가장 크다고 하였다.

나는 복지관의 아녜스 부장수녀님께 밤에 홀로 잘 때 일어 날 수 있는 일에 대해 두려워하는 사람에게 도움이 될 수 있는 기도 글을 얻었다. 성무일도에 있는 시메온의 노래 중에 있는 글이었다.

> '낮 동안 우리를 활기있게 하신 주여, 그리스도와 함께 있으리니,
> 자는 동안에도 저를 지켜주시어 편히 쉬게 하소서 아멘.'

막연한 두려움 때문에 잠들기 어려울 때 '자는 동안에도 나를 지켜주세요'라고 절대자에게 자신을 맡기며 잠을 청할 수 있는 것이야 말로 정말 든든할 것 같았다. 나는 종교와 상관없이 할머니께 잠자리에 누웠을 때 이런 기도를 절실하게 올려보라고 하였다. 그분은 참 좋은 글이라고 해보겠다고 하셨다. 내가 어려울 때 누군가가 옆에 있으며 자신의 어려움을 공감하는

사람이 있는 것은 기쁘고 행복한 것이다. 그 분은 잠자리에서 편히 눈을 붙일 힘을 얻은 것이다.

안위제공하기는 공감하는 태도를 보이면서 누군가의 편을 들어주면서 그 사람의 관점에서 그 느낌을 알아주고 도와주려고 하는 행동이다. 긍정적인 표현을 해주는 것, 돌봐주는 것, 의논상대가 되어주는 것, 힘이 되어주는 것이다. 상대방이 무어라고 힘듬을 표현했을 때 당신이 내게 소중한 사람이라고 인정해주고 걱정해주는 것은 그 사람의 어려움을 즉각 해결은 안될 수 있으나 지지해주고 내편이 있다는 힘을 주는 행위이다.

(5) **용서하기**(Forgiving)

나를 비방하거나 무시하는 사람을 용서하기는 쉽지 않다. 너무 억울하지 않는가? 그런데 사실 나도 살면서 내가 미처 알지 못하는 태도나 말이나 눈빛으로 다른 사람을 평가하고 비난하고 속상해 하는 일이 너무나 많다. 어떤 때는 왜 나의 마음을 헤아려주지 않느냐고 화를 낸 적도 많다. 그래서 요즈음에는 일단 기억력이 감퇴해 가는 나를 가엾이 여기고 그다음에는 나로 인해 상처받은 사람이 있다면 바로 용서를 빈다. 사람들은 용서를 비는 것이 지는 것이고 반드시 용서를 해줄 필요는 없다고 하지만 용서는 사람이 하는 일은 아닌 것 같다.

용서는 관련된 사람 모두에게 바람직한 결과를 초래하면서 대인관계 갈등을 성공적으로 해결할 수 있는 가장 효과적인 방법이다[46]. 의미있는 사과를 하는 것으로 서로를 용서하면 분노나 긴장감이 없어지고 홀가분해지고 감사한 마음이 들고 존중감이 들고 신뢰가 형성된다. 특히 용서한 사람은 심리적 고통을 성공적으로 극복하여 자존감 향상을 경험하며 손상된 인간관계를 회복하고 긍정적인 대인관계를 유지할 수 있게 된다. 용서는 신체 및 정신건강을 향상시킬 수 있게 되고 자신이 성숙해졌음을 경험하게 된다.

모든 사람은 마음에 크거나 작은 상처를 가지고 있다. 이 상처를 치유하는 방법으로 용서기도를 하는 것이 있다. 차동엽신부님의 '통하는 기도'를 보면 용서기도가 있다[30]. 상대방이 용서를 빌지 않아도 미리 내가 용서해주는 것도 있다. 나는 "가장 용서하기 힘든 그 사람을 지금 용서하기로 결심합니다."라는 부분에서 한참을 망설이기도 하였다.

오래전에 뵌 어떤 노인환자는 부인을 유방암으로 잃고 본인은 말기 대장암환자로 입원하였는데, 의료진이 판단하기에 어르신의 상태로 보아 3-4개월을 넘기기는 어렵다고 예측할 정도로 건강상태가 좋지 않은 상태였다. 나는 호스피스 자원봉사자로 그 분을 만났는데 헤어질 때마다 '이제 내일부터는 나에게 오지 마시오.'라고 말하던 그분은 3개월 쯤이 지나자 자신의 마음을 터 놓으셨다.

그 분은 마음 한구석에 이 세상에서 해야 할 생의 목표가 있었다. 그분에게는 암으로 투병하였던 부인이 있었는데, 새로 들어온 며느리가 철이 없어 아픈 시어머니에게 잘 하지도 않고 병구환도 잘 하지 못하여 부인이 일찍 세상을 떠났다고 말하였다. 그래서 그분은 시어머니를 죽게 만든 나쁜 며느리를 집안의 사람으로 받아들일 수 없어서 이혼을 시킨 후 눈을 감겠다는 결심을 하시고 계셨다. 본인의 병을 치료하는 데는 이미 포기하셨으나 며느리와 아들의 이혼에 관해 너무나 확고한 생각을 가지고 계셨으므로 그 아들의 집안은 풍비박산이 되었다.

아들내외는 이미 별거상태이지만 이혼을 안 한 상태는 받아들일 수 없던 그분은 6개월을 넘기면서도 힘든 삶을 견디셨다. 모든 의료진은 이 분의 질병상태가 상당히 좋지 않음에도 불구하고 오랜 시간 병원에 머무시는 것이 놀라면서 무슨 일이 있었는지 토의하고 이유를 찾아보기도 하였다. 그러나 호스피스팀의 헌신적인 노력으로 마침내 그 분이 며느리를 용서하던 날, 그 분은 세상을 하직하셨다. 그분의 목표는 사라지고 용서와 사랑이 그분을 편히 쉬게 한 것이다.

언젠가 신부님께서 강론 중에 이런 이야기를 하였다. '한 아들이 도적떼에 들어가서 도적 우두머리에게 충성을 맹세하였다. 그러자 도적 우두머리는 그 아들에게 나에게 네 충성을 보여주려면 너의 어머니를 죽이고 그 심장을 나에게 가지고 오라고 명령하였다. 괴롭지만 그 아들은 어머니의 심장을 가지고 달려가다가 돌부리에 넘어지면서 그 심장을 떨어드렸다. 아들이 황급히 일어나 어머니의 심장을 잡았더니 그 심장이 "아들아 다친 곳은 없니? 조심해서 가거라."라고 말해서 아들은 목놓아 울면서 뉘우쳤다'는 것이었다.

나의 속상함은 멀리 보내고 내가 너를 사랑한다는 무조건적인 사랑을 표현하는 용서는 사람의 마음을 감동시키고, 잘못되고 있는 인간관계를 바로잡아 새로운 좋은 관계를 이루게 하는 것이다. 사실 용서하기 전에 그 사람처럼 나도 남에게 상처를 주었으니 나도 당신의 용서를 기꺼이 받아들입니다 라고 결심해야한다.

누군가 미안하다. 용서해주세요. 용서를 청합니다. 하면 나의 마음의 평화를 위해서도 기꺼이 바로 용서를 하자. 지나간 상황이나 그 당시의 내 감정에 대해서는 공기중에 날려버리자.

우리도 무상으로 공기를 마시고 살고 있지 않는가!!!

(6) **동참하기**(participating)

베하스(BeHaS)운동프로그램을 처음 노인복지관에서 시행하도록 도와주신 세레나 수녀님은 나를 도와주시기 위해 여러 가지 어려움을 감내하셨을 것이다. 그러나 나를 위해 시간을 내어주시고 지지하여 주시며, 진행이 더디어도 기다려 주셨다. 나는 그분의 격려와 도움으로 성공적인 12주간의 베하스 운동 프로그램 운영을 할 수 있었다. 동참하기는 너를 위해 기꺼운 마음으로 나는 너와 함께 하겠다는 결심이다. 나는 나의 생각을 실행에 옮기도록 물심양면으로 도와주신 그분의 동참하기를 잊을 수 없다.

아마 내게 이야기하지 않더라도 소소한 문제들이 얼마나 많았을 것인가. 그러나 그 수녀님은 한 번도 어렵다고 말하지 않고 함께 일이 잘 추진되도록 도와주셨다. 동참하기는 일단 시작을 하면 어떠한 어려움도 상대방을 위해 기꺼이 감내하겠다는 것이며 참아주는 것이며 나를 위해 시간내주고 도와주는 것이다. 그분은 부족한 나를 지지해주고 참아주고 함께하심으로 힘드셨겠지만 기도로 함께 동참하셨기 때문에 나는 좋은 결과를 얻으며 프로그램을 끝낼 수 있었다.

세레나수녀님 정말 고맙습니다!!!.

(7) **공유하기**(sharing)

공유함은 누군가의 내면에 있는 경계가 개방되도록 이끌어 주는 무조건적으로 준비된 친절한 행동이다. 슬픔은 나누면 반이되고 기쁨은 나누면 배가된다는 것처럼 서로를 믿어주고 서로의 느낌, 생각, 꿈, 계획, 걱정을 함께 나누면 상대방은 베풀고 보답하고 싶어지게 되는 것이다.

어느 날 작은 청소년 상담복지센터를 방문할 기회가 있었는데 오래전에 은퇴하신 칠십 세가 넘은 교수님이 아이들 교육과 진로나 고민 상담까지 담당하시면서 봉사하시는 것을 보았다. 그분은 온 얼굴에 주름 가득한 웃음을 아이들에게 주시고 계셨는데 그 기관의 인자한 할아버지로서 조부모를 경험하지 못한 그 아이들에게 사랑을 퍼붓고 계셨다. 은퇴 후 당신이 하실 수 있는 일은 가정에서 부모님이 계시지 않거나, 직장일로 늦게 오시기 때문에 아이들을 돌보지 못하거나 방과 후 숙제도움이나 기타 교육을 받기 어려운 아이들을 위해 과학관련 과목과 수학을 가르치시면서 기쁘게 사신다고 하셨다. 아이들이 센터에 들어오면서 씩씩한 모습으로 인사하고 스스럼없이 할아버지 교수님과 이야기하면서 즐거워하는 것을 보고 그분의 사랑으로 아이들이 잘 성장하고 있음을 알 수 있었다. 아이들은 정말 좋은 분을 만나 행복한 시간을 보내고 있었는데 아마도 이 경험은 그 아이들의 인생에 좋은 영향을 미칠것이라고 생각되었다.

뜻하지 않은 잠시의 만남이지만 지금까지 밝게 웃으시는 그 노교수님의 모습이 마음에 남아있다.

(8) **희망불어넣음**(Hoping)

실버 베하스(BeHaS)둘레길 건강걷기는 미래에 대한 희망이 많지않은 노인들에게 희망을 넣어주는 좋은 프로그램이다.

나무들이 있고 개울물이 있으며 각종 풀벌레와 새들이 있는 곳에 가서 자신에 대한 소중함을 느껴보고 자연의 아름다움을 의식적으로 경험하는 것은 나를 소중하게 여기게 되고 타인도 소중하게 생각하는 시작이 된다. 나는 더 이상 또 다른 희망도 없이 시간을 보내며 늙어가는 한 노인이 아니라 이 세상에 살아가는 아주 소중한 사람이라는 생각을 하게 된다. 내가 소중하니 지금 이 시간부터 나는 나의 삶을 소중하게 가꾸고 살 것이며 남에게도 도움이 되는 사람으로 살 것이라는 것을 결심하게 하는 계기가 된다.

아녜스 수녀님은 베하스둘레길 건강걷기를 시작하시면서 기도로 시작하여 성공적으로 프로그램을 잘 마치셨다. 코로나 19로 어렵게 시작한 프로그램이니 운영도 신중하게 배려하면서 노인들이 기쁘고 행복한 시간을 보내도록 노력하셨다. 남이 잘 되도록 기도해주고 내가 만나는 사람에게 밝은 미소를 보내는 것, 그리고 옆 사람이나 힘들다고 호소하는 사람에게 그만하면 참 훌륭하게 잘 보내고 있다고 격려하며 힘을 북돋아 주는 것이 바로 희망 불어넣음이다. 힘든 만성질병 환자들의 투병을 진심으로 격려하고 행동하나하나 꼭 집어서 칭찬하면서 결과가 좋을 것이라고 격려하는 것은 희망불어넣음이며 이는 그 사람에게 용기를 주고 잘 지낼 수 있도록 지지하는 것이다.

(9) **동행하기**(Companioning)

동행하기는 누군가 혼자 가는 길을 함께 가는 것을 의미하는데 함께 시간을 보내는 것, 혼자가 아니라고 느끼게 하는 것, 친구가 되어주는 것, 그 사람을 이해하여 주고 공감하는 것이다. 이런 방법은 공동체 의식과 동료애를 느끼고 어떤 일을 할 힘을 얻게 되는 것이다.

나에게 있어서 언니는 엄마 이상으로 소중한 사람이다. 나는 힘들 때마다 언니에게 하소연 했는데 항상 진심으로 나의 말을 들어주고 공감하며 위로해 주었는데 마지막 말은 항상 "나도 널 위해 주님께 기도할 것이다. 그러니 힘내라."고 하였다. 누구를 위해 항구하게 기도해주기는 정말 쉽지 않다. 그러나 나는 기도는 땅에 떨어지지 않고 반드시 하늘로 올라간다는 것을 믿는다.

어릴 때부터 우리 집은 가족의 생일과 입학식, 졸업식, 상을 받았을 때, 좋은 일이 있을 때 대부분 사람들이 그러하듯이 우리 집도 부모님과 형제, 자매들이 항상 모여앉아 기타를 치면서 즐겁게 노래를 부르고 음식을 나누었다. 같이 떠들고 웃고 격려하다가 파티가 끝 날 때는 항상 만가를 부르며 마침기도를 드렸다. 우리 형제자매는 이러한 행복한 추억을 통해 우리 부모님이 원하시는 이 세상을 살아가는 동안 형제자매가 같이 동행하는 방법을 배우게 되었다. 서로 어려울 때 반드시 기도해주기, 서로 도우며 함께 살기, 그리고 서로 연락하여 격려해주기 등이다.

동행하기는 이 세상을 혼자 걸어가는게 아니고 함께 간다고 하는 것을 의미한다. 노인대학에서 베하스(BeHaS) 운동프로그램을 통해 동행하기를 시작해 볼 수 있다. 그러나 인간관계가 어려우면 우선 기도부터 해보는 것이 동행하기의 첫 걸음이다.

(10) 수용함(accepting)

어떤 판단이나 비판없이 인정하고 받아들이는 행동을 말하는데 상대방의 입장에서 공감을 하는 것이 매우 중요하다.

백혈병으로 더 이상 치료가 어려운 말기환자인 그 소녀는 심한 통증으로 힘들어 하면서 통증을 당장 해결하지 못하는 의사, 간호사와 그 어머니에게 너무 견디기 힘들다고 화를 내며 엉엉 울고 있었다. 나는 호스피스 자원봉사자로 그 병실에 들어가자 그 소녀의 어머니는 잠시 딸에게 필요한 것을 가지러 다녀오겠다고 밖으로 나갔다. 소녀와 단 둘이 병실에 남게 되었는데 소녀는 진땀을 흘리며 아파하였다. 나는 병동 스테이션으로 가서 의사에게 환자가 너무 아파한다고 말하였는데, 더 이상 진통제 용량을 늘리면 위험해진다는 의사의 답변을 듣고 병실로 돌아왔다. 나는 아무것도 해줄 수 없는 무력함과 진땀을 흘리며 통증을 혼자 감내하고 있는 18살 소녀가 너무 애처롭고 딱하여 말없이 곁에 서서 그만 눈물을 흘리고 말았다.

통증으로 신음하던 그 소녀는 내게 왜 우느냐고 물었다. 나는 "네가 너무 아파하는데 나는 해줄게 하나도 없어서 마음이 아파서 울었다."고 대답하였다. 갑자기 그 소녀는 신음을 멈추고 병실 탁자서랍에서 과자를 꺼내주면서 "아줌마. 이 과자 드세요. 제가 드리는 것이에요" 라고 말했다. 그 과자는 그 소녀가 먹는 유일한 즐거움이었다. 잠시 후 "저는 곧 죽을 것이지요?." 하며 소녀가 묻는 말에 대답을 찾지 못해 안절부절하는 나에게 "아줌마는 좋은 분이네요. 우리엄마 넘 불쌍해요."라고 말하며 울먹였다. 아직 피어보지도 못한 청춘인 그 소녀가 다가온 죽음을 받아들이기 힘들어 하는 모습을 보면서, 푸른 젊음을 가진 딸을 떠나 보내야하는 어머니의 처절한 괴로움이 한꺼번에 밀려왔다. 나는 그 소녀의 손을 잡고 아무 말도 못하고 한참을 같이 울었다. 어머니가 병실로 돌아오자 눈물을 그친 소녀가 따뜻한 물에 목욕을 하고 싶다고 말하였다.

며칠 뒤 소녀는 퇴원을 하여 집에서 목욕도 하고 부모님과 같이 지내다가 2주일 가량 지나서 하늘나라로 갔다. 나는 그때 호스피스 자원봉사자로 처음 병실을 방문하였던 터라 잘 도와주지를 못했지만 그 소녀의 아픔을 함께 진심으로 공감한 경험이었다.

5) 온몸치기

온몸치기는 머리끝부터 발끝까지 온몸을 손바닥으로 고루 두드려주면서 피부를 자극하여 혈액순환을 도와주는 운동이다. 우선 다리를 어깨넓이로 벌리고 똑 바로 서서 양손으로 머리를 치고, 오른손을 이용하여 좌측 팔과 어깨를 치고 왼손을 이용하여 우측팔과 어깨를 치고, 양손으로 배를 친 다음 뒤쪽 허리를 치고 다리를 친 후 발바닥을 치게 된다.

베하스강사의 안내에 따라 다음과 같은 순서로 손바닥으로 치기 시작한다. 온몸이 편안해지고 시원한 느낌이 든다.

① 머리치기

② 가슴치기(임맥), 우측팔치기(손바닥, 손등, 엄지손가락세우고 팔치기, 새끼손가락부터 팔치기), 겨드랑이치기(극천)

③ 가슴치기(임맥), 좌측팔치기(손바닥, 손등, 엄지손가락세우고 팔치기, 새끼손가락부터 팔치기), 겨드랑이치기(극천)

④ 위장튼튼, 간장튼튼, 대장튼튼, 신장튼튼

⑤ 다리뒷쪽(방광경락), 다리앞쪽(위경락), 다리바깥쪽(담경락)
다리안쪽(간, 비, 신경락) 치기

⑥ 복부치기

⑦ 발바닥치기

이를 마치고 행복한 등경락마사지를 하게되면 온몸을 고루 다 자극을 주면서 온몸의 혈액순환이 촉진되고 긴장했던 근육들이 풀어지게된다.

Be Happy and Strong

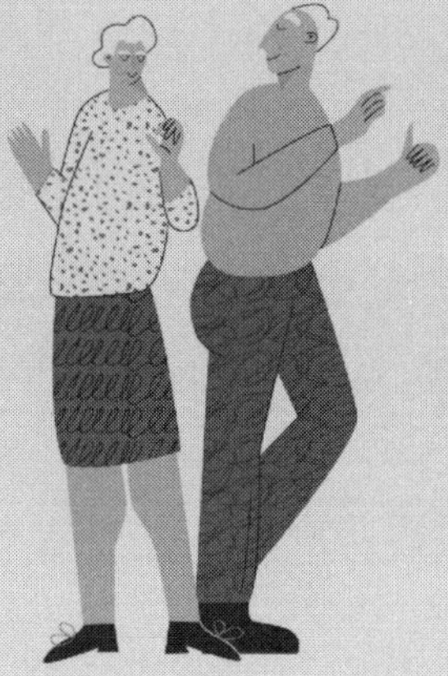

3부 베하스(BeHaS)운동

3 베하스(BeHaS)운동

1. 30분의 실버베하스(BeHaS)운동

2. 60분의 베하스(BeHaS)운동 프로그램

1. 30분의 실버베하스(BeHaS)운동

"30분의 실버베하스(BeHaS)운동"은 노인들이 집에서 혼자 스스로 할 수 있도록 구성되어있다. 그러나 함께 모여 같이 움직이는 것이 더 즐겁고 시너지효과도 있어서, 노인대학과 같이 작은 공동체에서 주 1회 또는 그 이상 규칙적으로 시행하는 것이 좋다. 대전성모여자고등학교 이정호(안드레아) 교감선생님은 이때 사용할 음악을 작곡하여 주셨다.

때때로 우리는 운동을 하면 기도할 시간이 부족하다고 생각하나 우리는 몸과 영혼이 하나로 구성된 단일체[47]이기 때문에 몸을 건강하게 하는 과정 중에 우리의 영혼도 함께 튼튼해진다. 즉 몸은 인간의 한 부분이 아니며, 몸에 영적이고 육체적인 두 가지 실재가 공존하는 것이 아니라 몸은 인간 전체의 표현이며 영화된 몸(spiritualized body) 이며, 마찬가지로 영은 몸과 깊이 결합되어있어 육화된 영(embodied spirit)으로 사람은 몸이 영혼과 구성된 단일체이기 때문이다[48].

1) 30분의 실버베하스(BeHaS)운동시 중요점

■ 사람들은 운동을 시작하면 몸이 다 좋아지는 것으로 생각하지만 건강을 위한 신체활동과 운동을 할 때에는 그 목적을 생각하면서 시행하면 훨씬 더 좋은 효과를 얻을 수 있다.

즉 베하스(BeHaS) 운동을 할 때에 어느 부분이 좋아졌으면 하고 생각을 하는 것은 필요하다. 앞 발가락으로 서는 운동은 주로 장딴지근육을 유지하고 키우는데 목적이 있어서, 책상을 잡고 앞 발가락으로 설 때는 장딴지 근육에 집중하는 것이 좋다. 다른 생각을 하면서 운동을 하면 넘어져서 자칫 다칠 수도 있기 때문이다.

■ 모든 활동과 운동을 할 때에는 이 시간을 허락하신 하느님께 먼저 감사를 드리면서 시작을 하는 것이 좋다. 이러한 감사의 마음을 가지고 신체활동과 운동을 하면 이러한 시간이 얼마나 귀하고 소중한지를 알게 되기 때문이다.

처음에는 시간에 대한 감사만 드리지만 점차 환경을 주심에, 운동 친구를 주심에, 그리고 지금 이러한 운동을 할 수 있는 몸을 만들어 주심에, 좋은 공기를 주심에, 밝은 빛을 주심에 감사하는 감사의 영역이 점점 더 넓어지게 되며 결국은 나라는 존재에 주시는 하느님의 은총을 알게 된다.

■ 장시간 끈기 있게 반복하는 활동과 운동이 단시간에 무리한 목적을 가지고 하는 것보다 훨씬 안전하고 효과가 있다. 처음에 3분 걷기는 힘이 들지만 시간이 지나면서 반복되는 걷기운동을 통해 5분, 10분, 그 이상의 시간을 걸을 수 있는 힘과 지구력이 생기게 된다. 어느 날 문득 '내 몸이 지난 몇 주 전 보다 좋아졌구나.'라고 알게 된다.

■ 작은 집단에서 신체 활동과 운동을 시작할 때는 나 혼자만을 위해 움직이지 말고 움직임 안에서 남에 대한 배려와 따뜻한 말씨, 정성을 다한 경청, 그리고 작은 것에도 진심어린 칭찬을 하는 것은 아주 중요하다.

2) 30분의 실버베하스(BeHaS)운동 목적

① 신체의 유연성, 균형감, 근력, 관절기능 증진

② 우울, 불안, 스트레스, 고독감 저하

③ 일상생활활동 기능 증진

④ 관절통증 저하

⑤ 친밀감, 자기효능감, 자신감 증진.

⑥ 자존감 증진

⑦ 치매예방

⑧ 교육을 통한 만성질환관리

3) 30분의 실버베하스(BeHaS)운동 구성과 소요시간

순서	구 성	소요시간
1	시작기도(성호경)	1분
2	베하스(BeHaS)구호	2분
3	나는 내가 좋다	2분
4	신체활동 및 운동	20분
5	만성질병관리교육	5분
6	마침기도(영광송)	1분
	총 소요시간	30분

4) 30분의 실버베하스(BeHaS)운동 구체적 진행사항

순서	구 성	소요시간	구체적 진행사항
1	시작기도(성호경)	1분	참여자가 매번 번갈아 큰소리로 시작기도를 선창한다. 미리 순번을 정해놓는다.
2	베하스(BeHaS)구호	2분	베하스 강사, 노인대학 선생님, 참여자가 큰 소리로 선창
3	나는 내가 좋다	2분	나는 내가 좋다를 시행
4	신체활동 및 운동	20분	숨쉬기, 목, 어깨, 팔, 다리, 발 운동 시행
5	만성질병관리교육	5분	흔한 만성질병관리 교육
6	마침기도(영광송)	1분	참여노인이 매번 번갈아 큰소리로 마침기도를 선창함. 미리 순번을 정해놓는다.
	총소요시간	30분	

5) 30분의 실버베하스(BeHaS) 환경과 운영준비

■ 환경

、등받이가 있는 의자(참여대상자가 다 앉을 수 있어야 한다)

、음악을 이용할 수 있는 음향시설과 마이크
、화장실 가까운 넓은 장소
、계단이 적은 장소
、밝고 움직일 수 있는 공간

■ 운영준비

、보자기, 풍선, 크레파스, 종이
、당뇨관리를 위한 사탕(3개)
、출석부, 이름표
、인지기능증진을 위한 다양한 놀이소품
、소그룹 관리자(반 담당 선생님, 보조선생님 등)
、물과 물컵, 혹은 물병(카페인이 있는 커피와 녹차종류는 제외함)

6) 30분의 실버베하스(BeHaS)운동의 효과

실버베하스(BeHaS)운동을 매일 일상생활에 적용하는 사람은 이미 연구에서 발표된 다음과 같은 효과를 경험할 것이다.

① 온몸의 유연성이 증가된다.
② 신체의 근력이 서서히 증가된다.
③ 체구성의 변화가 나타난다.
④ 관절 통증이 감소된다.
⑤ 스트레스, 우울감이 낮아진다.
⑥ 낙상예방 효과가 있다.
⑦ 수면증진이 되며 생활만족도가 증가한다.
⑧ 인지기능이 증가되어 치매예방에 도움이 된다.
⑨ 행복한 느낌이 들고, 자신감과 자존감이 증가된다.

7) 30분의 실버베하스(BeHaS)운동 방법

■ 숨쉬기

숨쉬기는 모든 신체활동과 운동에 있어서 매우 중요하다. 단순히 팔을 올리는 것이 아니라 호흡을 하는 데 필요한 늑간 근육을 강화시키며, 횡격막을 아래로 내려 보내어 폐 용적을 크게 만드는 작용을 한다.

숨을 들이 쉴 때는 입을 다물고 가능하면 많은 공기를 폐 속에 넣고 잠시 참은 후 입술을 작고 동그랗게 한 후 천천히 공기를 폐에서 내보낸다.

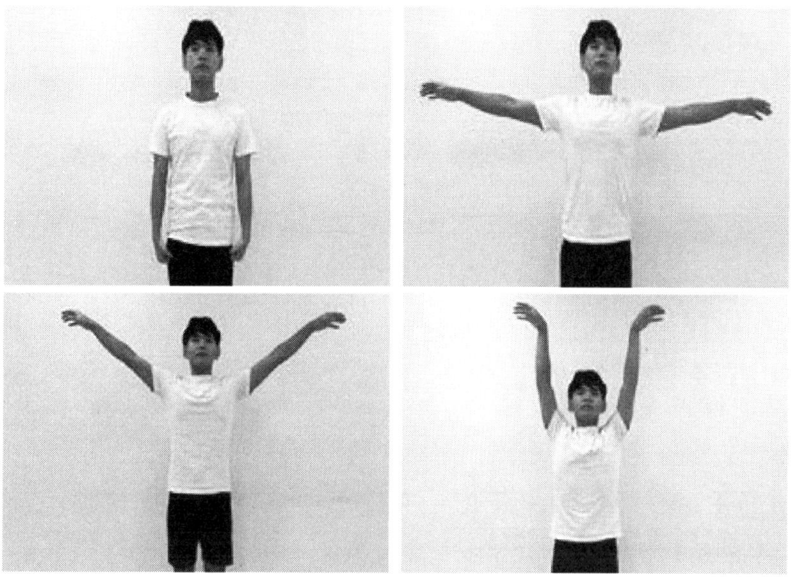

숨쉬기를 할 때 숨을 들이쉰 후 잠시 멈추었다가 아주 천천히 공기를 바깥으로 내보낼 때 횡격막과 늑간근육도 강화가 된다.

처음 숨은 팔을 수평으로 벌리는 곳까지 숨을 쉬며 두 번째 숨은 팔이 어깨 위로 올리는 비교적 큰 숨을 쉰다. 세 번째는 더 길게 양팔을 머리위로 올려 손등이 닿는 정도로 올리면서 큰 숨을 들이쉰다.

이러한 큰 숨쉬기는 숨쉬기 방법은 온 몸 구석구석으로 혈관을 따라 산소가 전달되도록 하는데 도움을 주고 폐활량을 증진시키게 된다. 이 운동은 폐기능 개선에 도움이 된다.

■ **목운동**

- 목운동(굴곡, 신전)

나이가 들면서 목의 근육이 약화가 되면 머리를 지탱하기 어려운 상황이 발생할 수도 있다. 목에 있는 근육은 흉쇄유돌근(목빗근), 승모근(등세모근), 설골근(목뿔근) 등 여러 근육이 있다. 특히 설골근은 목의 삼킴(연하)작용에도 중요합니다. 목에 손을 대고 침을 삼켜보면 이 근육과 다른 근육들의 움직임을 약간 느낄 수 있다. 이러한 근육들 강하게 잘 유지되기 위해서는 규칙적으로 목을 움직여주고 손으로 저항을 주어 목근육을 강화시키는 것이 중요하다.

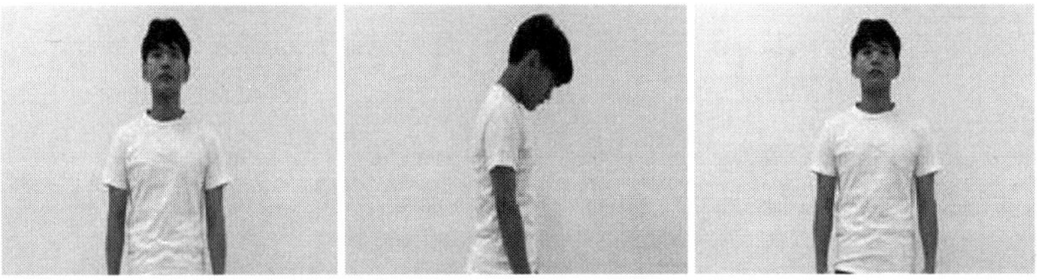

목운동을 할 때는 우선 바른 자세로 시작하고 턱을 약간 아래로 한 후 똑바로 서서 앞을 바라보며 서서 목운동을 준비한다.

구령에 맞추어 천천히 숙였다가 바른 자세로 돌아온다.

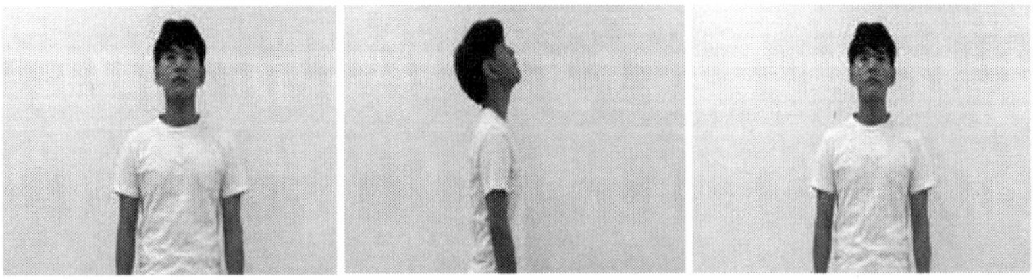

구령에 맞추어 천천히 고개를 뒤로 젖혔다가 바른 자세로 돌아온다. 이때 너무 뒤로 목을 젖히지 않도록 한다. 심하게 뒤로 목을 젖히다가 중심을 잃어 넘어질 수도 있으며, 나이가 들면 경추에도 비정상적으로 뼈가 자라나올 수 있기 때문이다. 모든 몸의 움직임에는 항상 몸의 중심을 잡는 것이 중요하다.

- 목운동(우굴곡, 좌굴곡)

- 목운동(우회전, 좌회전)

- 목 운동(우측저항, 전측저항, 좌측저항,후측저항)

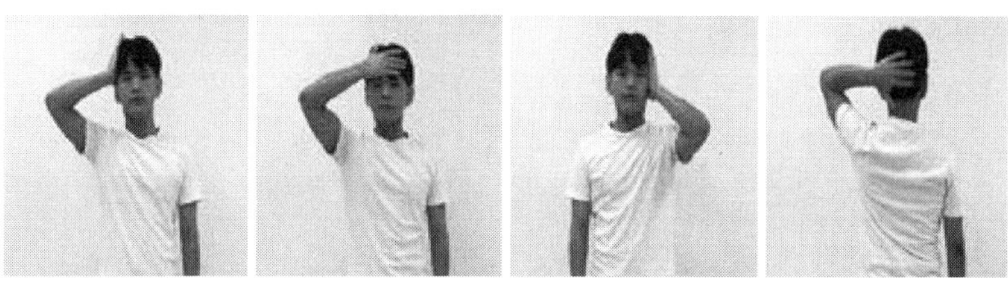

손으로 목에 저항을 주는 방법은 한 손으로 머리를 4가지 다른 방향으로 밀고 목은 반대로 저항하는 운동이다. 매일 규칙적으로 연습을 하는 것이 좋다.

■ 어깨운동

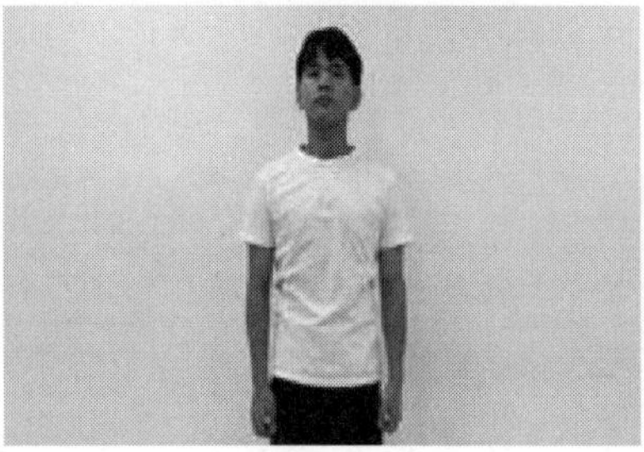

어깨내리기

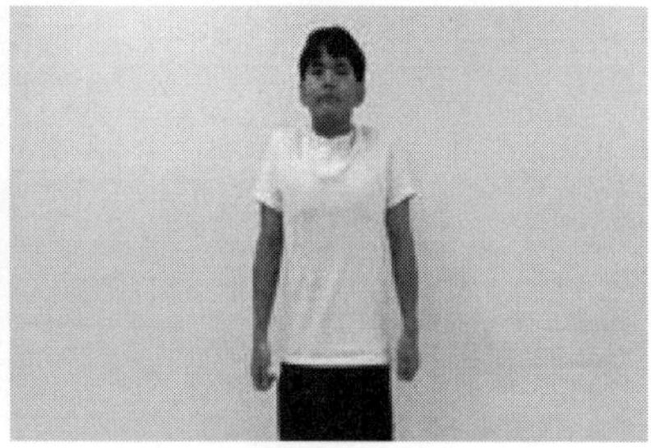

어깨올리기

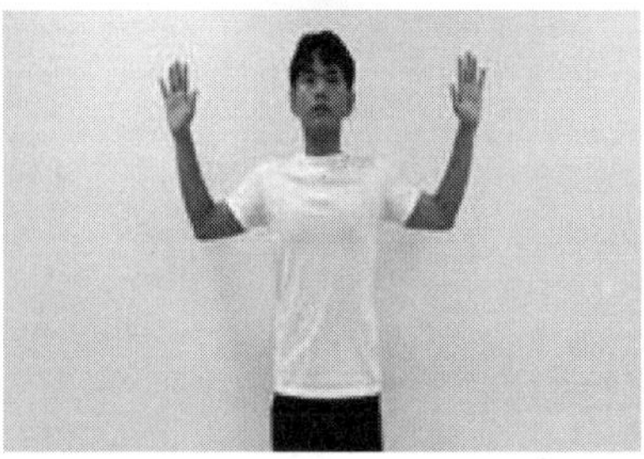

어깨뼈 운동(벌리기)

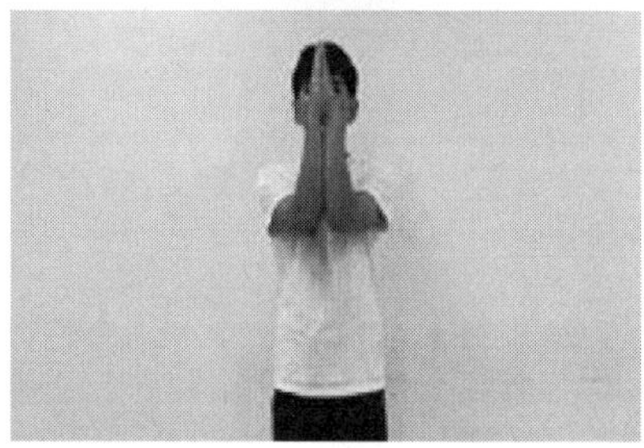

어깨뼈 운동(모으기)

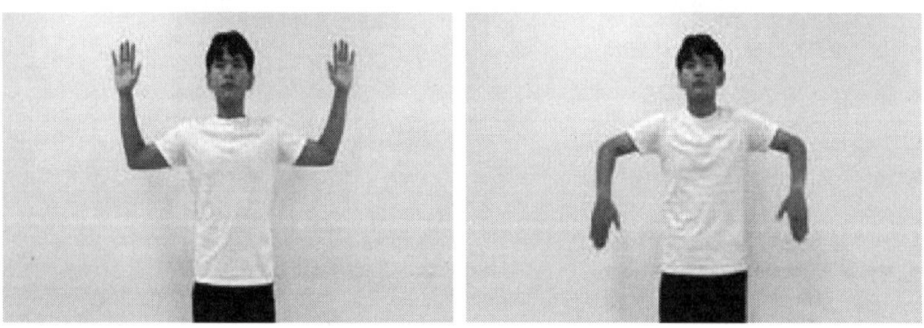

어깨뼈 운동(올리기, 내리기)

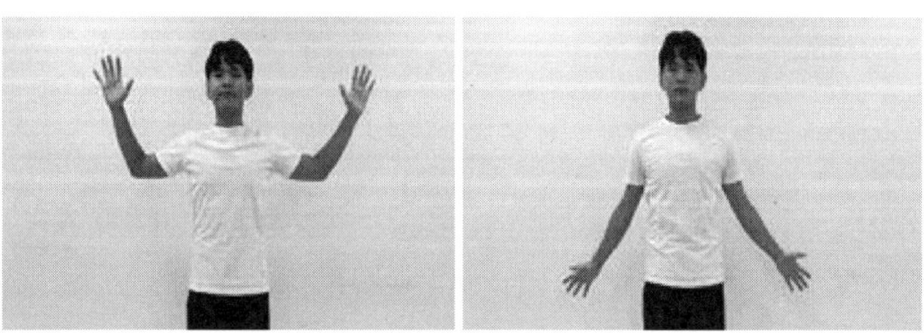

어깨등 운동

■ 손 깍지 끼어 팔과 어깨 운동

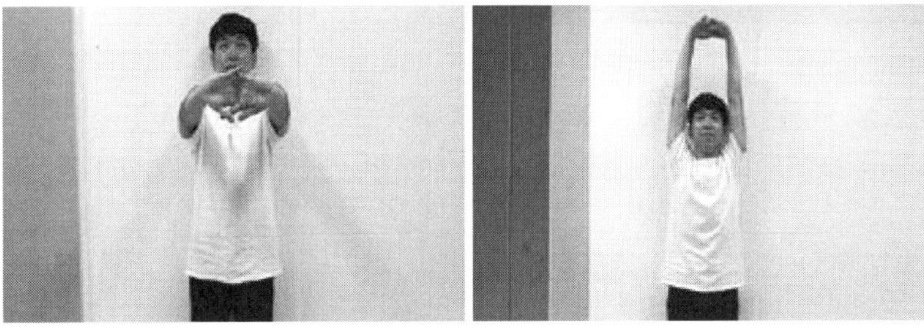

손 깍지 끼고 앞으로 내밀기와 손 깍지 끼고 위로 올리기를 하면서 숨쉬기도 같이 한다.

■ 발 뒤꿈치 올리기와 햄스트링 강화운동

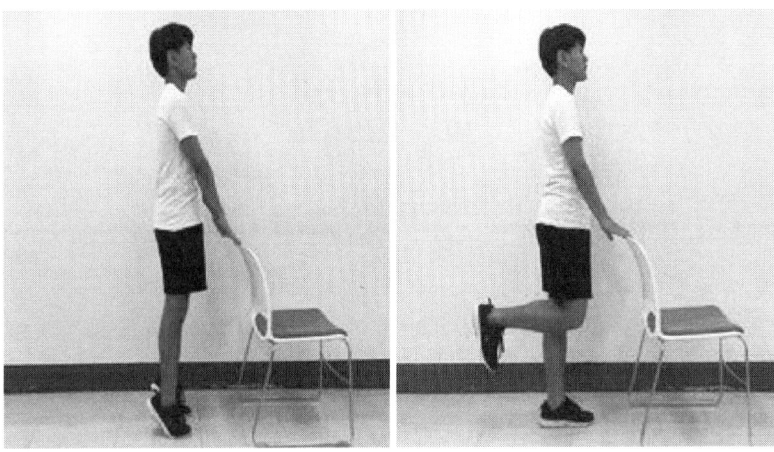

■ 장요근 강화운동

의자에 앉아서 손을 허벅지에 놓고 손은 내리누르며 다리는 위로 올리는 듯 힘을 준다. 장요근은 서있을 때 몸을 바로 유지하는 기능을 하므로 앉기와 서있기 등을 유지시키는 중요한 근육이다. 장요근이 약해지면 걸을 때 발을 끌게 된다[49].

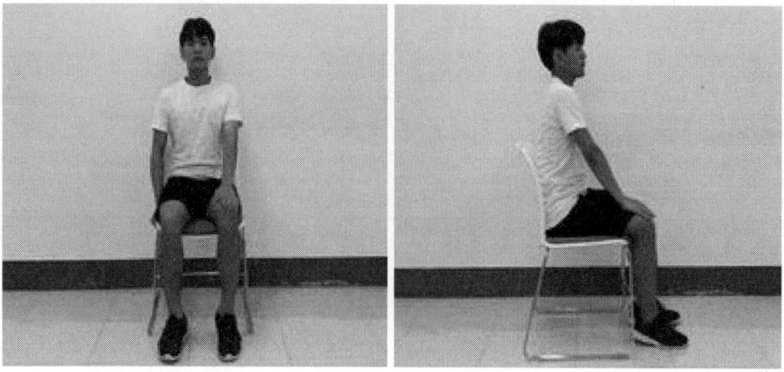

■ 내전근 강화운동

대퇴의 안쪽 근육은 사용을 잘 하지않아 쉽게 약화된다. 걸을 때 팔자걸음이 심해지면 내전근이 약해졌다는 것을 알 수 있다. 또한 소변을 참지못하는 배뇨장애의 원인이 내전근의 약화일 가능성이 높다[50]. 그러므로 이러한 운동을 통해 내전근을 강화시키는 것이 필요하다. 운동방법은 양쪽 다리를 교차한 후 앞쪽 다리로는 뒷다리를 밀고 뒤에있는 다리는 앞쪽 다리를 민다. 이때 몸의 균형이 흔들리면 두손으로 의자를 잡아도 좋다.

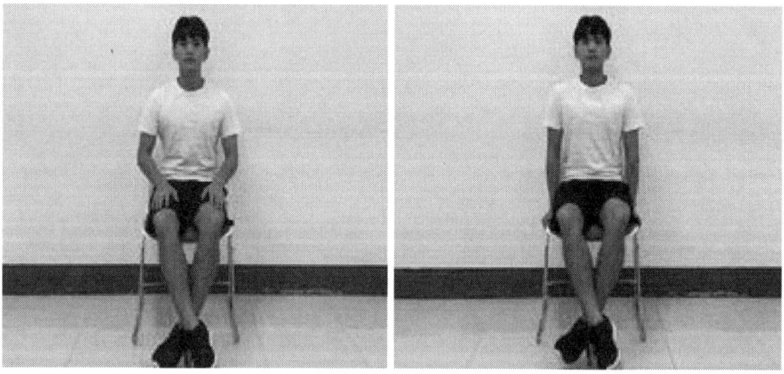

■ 앉아서 걷기운동

운동을 하는데 힘이 너무 들거나 다리에 힘이 적다고 생각되면 앉아서 걷기운동을 하는 것도 좋다.

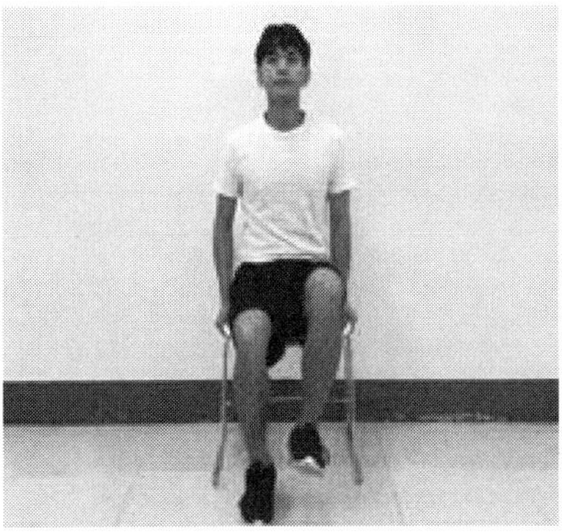

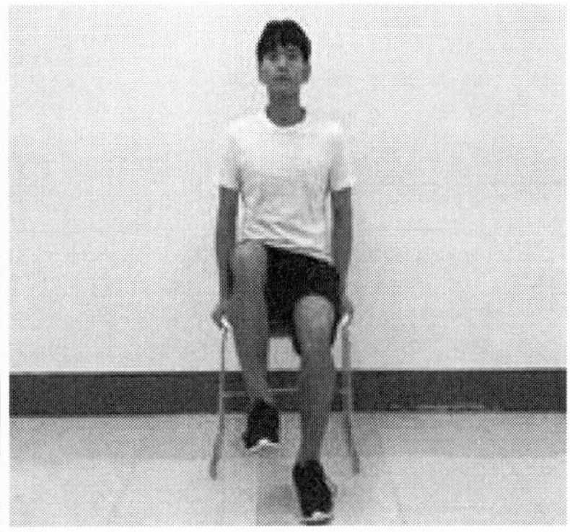

■ 온몸치기

① 머리치기

② 가슴치기(임맥), 우측팔치기(손바닥, 손등, 엄지손가락세우고팔치기, 새끼손가락부터 팔치기), 겨드랑이치기(극천)

③ 가슴치기(임맥), 좌측팔치기(손바닥, 손등, 엄지손가락세우고팔치기, 새끼손가락부터 팔치기), 겨드랑이치기(극천)

④ 위장튼튼, 간장튼튼, 대장튼튼, 신장튼튼

⑤ 다리뒷쪽(방광경락), 다리앞쪽(위경락) 다리바깥쪽(담경락) 다리안쪽(간, 비, 신경락)

⑥ 복부치기

⑦ 앉아서 발치기

의자에 앉아서 자기의 발을 친다.

발에게 수고했다고 칭찬을 한다.

2. 60분의 베하스(BeHaS)운동 프로그램

8주나 12주의 프로그램 진행을 할 경우에는 반드시 2명 이상의 베하스(BeHaS) 강사가 진행을 해야한다.

음악과 각종 장비를 사용해야하고 프로그램 진행중에도 대상자 파악과 관리가 필요하기 때문이다.

1) 구성

주 내용		1주	2주	3주	4주	5주	6주	7주	8주	
질병관리교육 및 숙제검사	예비모임 · 발대식	10	10	10	10	10	10	10	10	마침모임 · 수료식
몸풀기 운동		10	10	10	10	10	10	10	10	
준비운동		5	5	5	5	5	5	5	5	
본운동		10	10	10	10	10	10	10	10	
마침운동		5	5	5	5	5	5	5	5	
자존감 증진 전략		20	20	20	20	20	20	20	20	
총소요시간		60	60	60	60	60	60	60	60	

질병관리교육은 관절염, 대사증후군, 당뇨병, 고혈압 등이 있다. 몸풀기 운동은 준비운동전 분위기를 밝게 하는 운동동작들이다. 자존감 증진 전략은 대상자에 따라 적절한 것을 선택하여 각 주별로 1-2개를 시행한다.

8주 프로그램이면 예비모임이나 발대식을 하고 마지막에 마침모임이나 수료식을 한다. 이 모든 과정은 10주가 될 수 있다. 시간적인 제약이 있으면 첫주에 예비모임을 하고 마지막 주에 마침모임과 수료식을 할 수 있다.

2) 8주과정 관계형성 단계

관계형성 3단계

친밀감 형성 단계 → 집단역동 단계 → 기쁨 나눔 단계

1주	친밀감 형성단계	알아봐줌	인사하기
2주	친밀감 형성단계	경청하기	자기소개하기
3주	그룹역동 단계	격려하기	용기를 주기
4주	그룹역동 단계	축복해주기	축복 말 건네기
5주	그룹역동 단계	동참하기	같이 가기
6주	그룹역동 단계	용서하기	서운함 씻기
7주	기쁨나눔 단계	칭찬하기	칭찬하기
8주	기쁨나눔 단계	받아들이기	손잡아주기

3) 강사의 준비

- 강사교육을 통해 구체적 방법을 잘 알아야 한다.
- 출석부, 교육자료, 동기부여, 대상자 건강상태 확인, 현수막
- 화장실 위치 파악, 사진을 찍는 것에 대한 동의를 구하고
- 수료증을 준비한다.

4) 프로그램 장소의 준비

- 프로그램 운영실에는 적어도 원탁탁자가 5-6개 있고 의자가 30-40개가 있어야 한다. 원탁탁자는 움직이기 쉽게 장치가 된 것으로 해야 교육이 끝나면 의자와 탁자를 치우고 운동 프로그램을 시작해야 하기 때문이다.
- 프로그램을 할 때 탁자를 치우는 동안 대상자들이 잠시 티타임을 가지면서 쉴 수 있도록 간단한 음료나 차를 준비하고 간식을 마련하면 좋다.
- 마이크, 컴퓨터, 빔 프로젝터도 잘 작동하는지 확인한다.

5) 60분의 베하스(BeHaS) 운동 동작 및 기대효과

구성	기대효과
몸풀기	1. 인사, 친밀감 형성 2. 균형능력과 하지 근육 강화 3. 혈액순환 증진, 손 근육 이완
준비운동	1. 목, 어깨, 팔, 복부, 등, 하지근육을 준비시킴 2. 폐활량 증진
본 운동	목, 어깨, 팔, 복부, 등, 하지근육을 강화시킴
마침운동	1. 전신 혈액순환 증진 2. 근육이완, 심박수 정상화

6) 60분의 베하스(BeHaS) 운동의 구체적 동작

■ 몸 풀기 방법

운동을 시작하기 전에 운동을 할 준비로 몸을 풀어주는 몸풀기부터 한다. 몸을 가볍게 풀어주고 준비운동을 시작하면 몸에 무리가 가지 않고 운동의 효과를 최대한 얻을 수 있다. 모든 움직임을 하는 동안 누구든지 눈이 마주치면 가볍게 목례를 하면서 밝게 웃어 준다.

■ 준비운동 5 동작

① 숨쉬기동작은 3번 반복

② 손위로 올렸다 내리기 3회 반복

이때 손은 깍지를 낀 상태로 올린다. 온몸을 스트레칭 하는 것이다.

③ 팔을 펴고 팔돌리기 3회 반복

이때 우측으로 팔을 돌리면 우측 손 가운데 손가락 가운데 마디를 본다. 좌측으로 팔을 돌리면 좌측 손 가운데 손가락 가운데 마디를 본다. 이때 어깨운동과 더불어 고개운동을 같이 하게 된다.

④ 허리에 팔을 두고 체중옮기기 앞으로 3회 뒤로 3회 움직임 (왼쪽 오른쪽)

다리의 균형감, 하지근력운동을 할 수 있게 된다. 대상자는 본인이 얼만큼 했는지 단기기억을 하도록 한다. 집중력을 높이는 효과도 있다.

⑤ 숨쉬기동작은 3번 반복한다.

■ 본운동 10동작

동작	방법
1. 팔돌려 내리기	아랫배에 손을 모은 자세에서 시작하여 음장으로 팔을 들어 돌린다(1회)
2. 팔과 어깨 돌리기	가슴에서 두 손을 양장으로 하고 팔과 어깨를 돌린다(6회)
3. 다리 굽히기	가슴에서 손을 음장으로 하고 돌리면서 팔을 어깨 높이로 하면서 다리를 굽히고 손을 허리 뒤로 돌리며 주먹을 쥔다.
4. 허리에서 손을 펴서 내밀고 손목 힘 빼기	허리에서 손을 내어 양장으로 편 다음 손목의 힘을 뺀다.
5. 서서 무릎을 구부렸다 폈다를 세 번 반복함	머리위로 원을 그리며 크게 돌리면서 두 손을 무릎에 두고 무릎을 구부렸다 폈다를 3회 한다.
6. 겨눔새	14동작으로 나누어서 시행한다.
7. 투구림새	무릎을 굽히고 팔꿈치를 접어서 두 손을 앞으로 내민다.
8. 몸한새	무릎을 굽히고 팔꿈치를 접어서 두 손을 옆으로 내민다.
9. 뇌장수	두 손을 가슴에 모았다가 무릎을 굽히면서 두 손을 옆으로 내밀었다가 구령에 맞추어 손뼉을 3회 친다.
10. 팔돌려 내리기	다리와 두 손을 모으고 팔을 머리위로 들어 원을 그리듯이 돌렸다가 내려 아랫배에 손을 모으고 마무리 한다.

■ 마침운동

구성	방법
1. 온몸치기	1회
2. 숨쉬기	두 팔을 올리면서 숨을 천천히 들이쉰다. 두 팔을 내리면서 천천히 숨을 내쉰다. 3회 반복한다.

7) 60분의 베하스(BeHaS) 운동시 주의사항

다음사항은 참여 대상자에게 반드시 알려야 할 사항이다.

1. 의사가 운동을 권유한 사람만 베하스프로그램에 참여할 수 있다.
2. 발에 잘 맞는 가벼운 운동화를 착용하고 편안한 복장을 한다. 만약 운동실같이 신발을 벗을 수 있는 장소라면 더욱 좋지만, 이때는 반드시 양말을 신는 것이 좋으며 스타킹은 신지 않는 것이 좋다.
3. 운동 친구가 있으면 함께 한다. 함께 나누는 기쁨은 운동을 더 열심히 잘 할 수 있도록 도와준다.
4. 다른 사람이 하는 운동의 횟수에 자신의 운동횟수를 비교하지 않는다. 자신의 몸에 알맞은 수준만 하면 운동의 효과를 볼 수 있기 때문이다.
5. 운동은 식사를 한 직후 보다는 식간에 하는 것이 좋다.
6. 본인이 가진 질병이 있다면 반드시 베하스(BeHaS) 강사에게 알린다.
7. 즐겁고 기쁜 마음으로 운동을 하겠다는 결심을 하고 베하스(BeHaS) 운동 프로그램에 참여한다.
8. 운동을 하기 전이나 운동을 하는 중 혹은 운동이 끝난 직후에 다음의 증상이 있으면 베하스(BeHaS)강사에게 바로 말하고 지시에 따르도록 한다. 이러한 증상들은 몸 상태가 좋지 않다는 것을 의미한다.

ˎ숨쉬기가 불편하다.

ˎ가슴에 통증이나 압박감이 느껴진다.

ˎ가벼운 두통이나 어지러움이 있다.

ˎ토하고 싶다.

ˎ운동 후 심하게 지치고 피곤하다.

ˎ운동 후 통증이 2시간 이상 지속된다.

Be

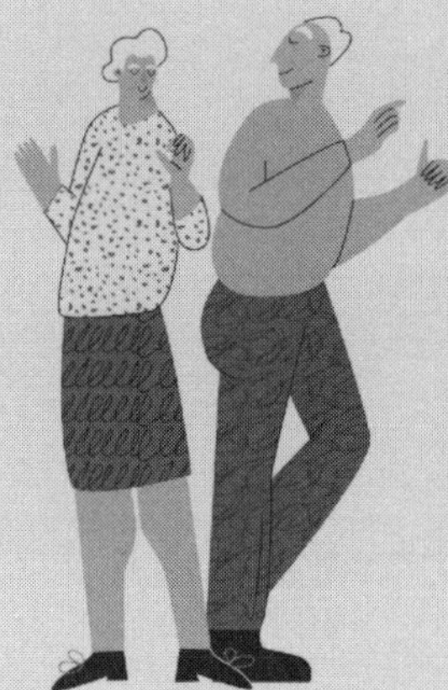

Happy and Strong

부록

부록

부록 1. 참고문헌

부록 2. 베하스(BeHaS) 관련 저서 및 연구목록

부록 3. 베하스(BeHaS) 프로그램과 베하스교육연구센터 연혁

부록 4. 2020 충남대학교 간호대학 베하스 교육연구센터 조직

부록 1. 참고문헌

1. 서유성, 김용범, 최형석, 윤홍기, 서기원, 이병일(2012) 고령의 고관절골절환자의 수술후 사망률 및 관련인자. 대한 정형외과학회지, 47권 6호, 445-451.
2. 국가암정복센터 https://cancer.go.kr/lay1/S1T235C236/contents.do 2020년 4월 20일
3. 조민경, 김현정, 고현영, 이정권(2019). 악력과 심혈관 위험도간의 관련성:2016년 국민건강영양조사, 가정의학, 9권, 1호, 44-50.
4. 최명애, 김종임, 이경숙, 김은희(2013). 운동간호중재, 포널스출판사, 서울
5. 국가암정복센터 https://cancer.go.kr/lay1/S1T235C236/contents.do 2020년 4월 20일
6. 질병관리본부 국가건강정보포털(2020.07.13.). 이상지질혈증http://health.cdc.go.kr/health/HealthInfoArea/HealthInfo/View.do?idx=15240
7. 김종임(1994). 자조집단 활동과 가지효능성 증진법을 이용한 수중운동프로그램이 류마티스 관절염 환자의 통증, 생리적 지수 및 삶의 질에 미치는 영향. 서울대학교 대학원 간호학 박사학위논문
8. 차동엽, 곽승룡, 박영호(2006). 저희가 누구에게 가겠습니까?, 가톨릭신문사,
9. 김종임, 윤혜선, 한선옥(2008). 군생활적응향상 프로그램이 전·의경의 스트레스, 우울, 자살생각, 자아존중감, 군생활적응에 미치는 효과, 기본간호학회지, 15(3), 387-394.
10. 김종임, 김선애, 김지현, 송향영, 문영신(2006). 베하스(BeHaS) 운동 프로그램이 슬관절 골관절염을 가진 중년여성의 통증, 건강상태 및 체중에 미치는 효과", 기본간호학회지, 13(2), pp.242-248,
11. 김종임(2006). 베하스(BeHaS) 운동프로그램, 충남대학교 출판부, 대전
12. 김종임, 이경자, 김순임, 민신홍(2007). 베하스운동프로그램이 골관절염 노인의 통증, 균형감, 낙상효능감에 미치는 효과, 기본간호학회지, 14(2), 181-188.
13. 정상화(2007). 베하스운동프로그램이 여성노인의 통증, 우울, 수면 및 자기효능감에 미치는 효과, 충남대학교 대학원 석사학위논문.
14. 빅터프랭클(이시형옮김)(2013), 죽음의 수용소에서(Man's Search for Meaning), 청아출판사, 서울.
15. 김수지(2017). 사랑을 바탕으로 한 돌봄이론-사람돌봄, 수문사, 서울.
16. Bandura, A.(1977). Self-efficacy: toward a unifying theory of behavior change. Psychol.Rev., 84(2), 191-215.
17. Susie Kim(1999). Final report, UNDP_supported project. ROK/96/004
18. Bandura. A.(1986). Social foundations of thought and action, A social cognitive theory. (pp.390~453). New Jersey : Prentice-Hall, Inc.

19. Samuel, W. (1981). Personality. New York : McGraw-Hill Co, 33-34.
20. Rosenberg. M. (1965). Society and adolescent self-image, Princeton, N. J. Princeton univercity Press.
21. Cast, A. D., Burke, P. J. (2002). A theory of self-esteem. Social Forces, 80(3), 1041~1068.
22. 김종임, 민효숙, 박선영, 전영숙, 임정선(2010). 베하스(BeHaS)운동프로그램으로 유방암 극복하기, 충남대학교 출판부.
23. 김종임, 민효숙, 박선영, 김선애, 전영숙, 임정선, 김소현, 장일성(2009). 유방암 수술환자의 추후관리를 위한 베하스(BeHaS)프로그램이 자아존중감, 피로와 불안에 미치는 영향. 기본간호학회지, 16(3), 362-369.
24. 원효진, 김종임(2009). 암극복베하스운동프로그램이 유방암 수술후 환자의 통증, 유연성, 악력, 스트레스에 미치는 효과. 기본간호학회지, 16(2), 181-189.
25. 민신홍, 박선영, 김종임(2011). 암극복 베하스(BeHaS)운동 프로그램이 유방암 수술후 환자의 어깨관절기능, 스트레스, 신체상, 자아존중감에 미치는 효과. 기본간호학회지, 18(3), 328-336.
26. 박선영(2009). 베하스프로그램이 유방암 생존자의 건강관련체력, 스트레스, 자아존중감 및 삶의질에 미치는 효과. 충남대학교 대학원 간호학 박사논문.
27. 전영숙(2009). 유방암환자의 베하스 프로그램과 경혈지압이 피로, 불안, 우울, 자기효능감, 삶의 질에 미치는 효과. 충남대학교 대학원 간호학 박사논문.
28. 김종임, 원효진, 김선애, 이지현(2016). 베하스운동프로그램이 노인의 친밀성, 자아존중감, 운동지속의도에 미치는 효과. 23(3). 206~213.
29. 나베테 버튼 몬젤루조(문종원 역) (2015), 자존감의 모든 것, 성바오로.
30. 차동엽(2013). 통하는 기도, 위즈앤비즈, 서울.
31. Tae Hui Kim, Sun Kyung Kim, Jong-Im Kim, Sunae Kim, Jihyun Lee and Bohyun Kim, Self-esteem of Older Adults Attending Senior Citizens Schools, International Journal of Pure and Applied Mathematics. Special Issue 2018. January 25.
32. 오석준, 성 아우구스티누스의 자유의지론 3권에 나타난 신의 예지와 인간의 자유의지에 대한 연구, 2010, 가톨릭대학교 신학과 석사학위논문.
33. 토니 험프리스(이한기 역), (2017). 자존감 심리학, 다산초당
34. V. 안토니오(류해욱 역), (2013). 아주 특별한 순간, 바오로딸
35. 김종임, 손행미, 김선애, 송영신, 김선경(2017). 골관절염 환자를 위한 지역사회기반 수중운동프로그램 참여경험, 근관절건강학회지, 24(1), 1-13.
36. 스즈끼히데꼬(최경식 역), (1999). 가장 아름다운 이별이야기, 생활성서.
37. 에나 메리 로버트슨 모지스(류승경 역), (2017). 인생에서 늦은 때란 없습니다: 모지스할머니

이야기. 수오서재,
38. 이소영(2016). 모지스할머니, 평범한 삶의 행복을 그리다. 홍익출판사, 서울.
39. 김희중(2019). 찬미받으소서, 한국천주교 중앙협의회, 서울
40. 엘리오스크레챠(정재우 역), (2016). 생명윤리의 이해 1, 가톨릭출판사, 249~323.
41. 박대균 외(2015). 인체구조와 기능 JMK, 258-262.
42. Linda Holzschue(박영경, 최원정 역), (2015). 색채의 이해, 시그마프레스, 제 4판
43. 김선현(2013). 색체심리학, 한국학술정보(주).
44. 김선애, 김종임, 박선영, 민신홍(2012). 암극복베하스운동프로그램이 유방절제술환자의 어깨 외회전, 암대처와 집단응집력에 미치는 효과, 근관절건강학회지, 19(3), 319~328.
45. 김종수(2004). 내가 네 힘이 되어주겠다, 68-69, 바오로딸.
46. 박종효(2003). 용서와 건강의 관련성 탐색, 한국심리학회지: 건강, 8(2), 301~321.
47. 정재우(2015). 생명윤리성찰을 위한 인간 몸의 인간학적 고찰, 인간연구 28호, 127~153.
48. 엘리오 스크레챠 마리아 루이사 디 피에트로(2020). 육체성안에서 영의 생명: 인격과 인성 인격주의 생명윤리, 10(1), 147~180.
49. 다나카 나오키(송소정 역), (2018), 나는 당신이 오래오래 걸었으면 좋겠습니다. 포레스트북스.
50. 김현경(2018). 근육이 연금보다 강하다. 비타북스, 헬스조선.

부록 2. 베하스(BeHaS) 관련 저서 및 연구목록

저서

1. 베하스(BeHaS)운동프로그램-관절염 노인의 기쁘고 건강한 삶을 위한- 김종임(2006), 충남대학교 출판부
2. 베하스(BeHaS)운동프로그램으로 유방암 극복하기. 김종임, 민효숙, 박선영, 전영숙, 임정선.(2010), 충남대학교 출판부

연구목록

1. 김종임, 김선애, 김지현, 송향영, & 문영신. (2006). 베하스(BeHaS) 운동프로그램이 슬관절 골관절염을 가진 중년여성의 통증, 건강상태 및 체중에 미치는 효과. 기본간호학회지, 13(2), 242-248.
2. 김종임, & 김태숙. (2006). 슬 골관절염 여성을 위한 하지 운동프로그램이 근력과 유연성에 미치는 효과. 기본간호학회지, 13(3), 401-408.
3. 김선애. (2007). 베하스운동프로그램이 슬골관절염을 가진 중년여성의 통증, 균형 및 보행능력에 미치는 효과. 충남대학교 대학원 간호학 박사학위논문.
4. 김지현. (2007). 베하스운동프로그램이 중년여성의 상지기능에 미치는 효과. 충남대학교 대학원 간호학 석사학위논문.
5. 김종임, 이경자, 김순임, 민신홍. (2007). 베하스 운동프로그램이 골관절염 노인의 통증, 균형감, 낙상효능감에 미치는 효과. 기본간호학회지, 14(2), 181-188.
6. 김지현, & 김종임. (2007). 베하스(BeHaS) 운동프로그램이 중년여성의 상지기능에 미치는 효과. 근관절건강학회지, 14(2), 149-157.
7. 정상화. (2008). 베하스(BeHaS) 운동프로그램이 여성노인의 통증, 우울, 수면 및 자기효능감에 미치는 효과.충남대학교 대학원 간호학 석사학위논문
8. 원효진. (2008). 암 극복 베하스 운동 프로그램이 유방암 수술 후 환자의 통증, 유연성, 악력, 스트레스에 미치는 효과.충남대학교 대학원 간호학 석사학위논문
9. 박선영. (2009). 베하스 프로그램이 유방암생존자의 건강관련 체력, 스트레스, 자아존중감 및 삶의 질에 미치는 효과.충남대학교 대학원 간호학 박사학위논문.
10. 전영숙. (2009). 유방암환자의 베하스 프로그램과 경혈지압이 피로, 불안, 우울, 자기효능감, 삶의 질에 미치는 효과. 충남대학교 대학원 간호학 박사학위논문.
11. 원효진, & 김종임. (2009). 암 극복 베하스 운동 프로그램이 유방암 수술 후 환자의 통증, 유연성, 악력, 스트레스에 미치는 효과. 기본간호학회지, 16(2), 181-189.

12. 김종임, 민효숙, 박선영, 김선애, 전영숙, 임정선,& 장일성. (2009). 유방암 수술 환자의 추후관리를 위한 베하스(BeHaS) 프로그램이 자아존중감, 피로와 불안에 미치는 영향. 기본간호학회지, 16(3), 362-369.
13. 김선애, & 김종임. (2010). 베하스(BeHaS)운동프로그램이 슬골관절염을 가진 중년여성의 균형 및 보행능력에 미치는 효과. 기본간호학회지, 17(1). 55-63
14. 김현주. (2011). 경증치매 노인을 위한 운동병합 인지재활 프로그램의 효과. 고려대학교, 대학원 간호학 박사학위논문.
15. 서은희. (2011). 베하스(BeHaS) 운동프로그램이 시설 노인의 체력, 우울 및 생활 만족도에 미치는 효과. 전남대학교, 대학원 간호학 박사학위논문.
16. 최경숙, 김미숙, 이인자, 한상영, 박정애, & 이주현. (2011). 유방암환자 대상 국내 간호중재 연구 분석. Asian Oncology Nursing, 11(1), 74-82.
17. 김선애. (2011). 베하스(BeHaS) 운동프로그램이 집단시설 거주 노인의 근력과 유연성에 미치는 효과. 근관절건강학회지, 18(1), 93-102.
18. 민신홍, 박선영, & 김종임. (2011). 암 극복 베하스(BeHaS) 운동프로그램이 유방암 수술 후 환자의 어깨관절기능, 스트레스, 신체상, 자아존중감에 미치는 효과. 기본간호학회지, 18(3), 328-336.
19. 서은희, 박선일, & 김종임. (2012). 베하스(BeHaS) 운동프로그램이 시설에 거주하는 뇌졸중 노인의 악력과 우울 및 생활 만족도에 미치는 효과. 기본간호학회지, 19(4), 416-424.
20. 김선애, 김종임, 박선영, & 민신홍. (2012). 암 극복 베하스운동 프로그램이 유방절제술 환자의 어깨 외회전, 암 대처와 집단응집력에 미치는 효과. 근관절건강학회지, 19(3), 319-328.
21. 박선영, & 김종임. (2013). 베하스운동 프로그램이 유방암생존자의 유연성, 악력, 스트레스, 자아존중감에 미치는 효과. 근관절건강학회지, 20(3), 171-179.
22. 김선애, 김종임, & 박선영. (2014). 암 극복 베하스운동 프로그램이 유방암 환자의 위기와 불안에 미치는 효과. 근관절건강학회지, 21(1), 27-35.
23. Kim, J. I., Kim, S. A., Lee, J. H., Jun, Y. S., Seo, E. H., & Kim, H. J. (2014). Effects of the small group exercise program on pain, self-esteem and physical function of women in a senior citizens' school. International Journal of Applied Engineering Research, 21(9), 8337-8346.
24. Kim, J. I., & Kim, S. K. (2015). Effects of the BeHaS exercise program on self-esteem, balance, and flexibility in community dwelling adults experiencing pain. Indian Journal of Science and Technology, 8(S7), 624-629.
25. 김종임, 원효진, 김선애, & 이지현. (2016). 베하스운동 프로그램이 노인의 친밀성, 자아존중감, 운동지속의도에 미치는 효과. 근관절건강학회지, 23(3), 206-213.

26. Kim, J. I., Kim, S. K., Kim, H., Kim, S., Kim, T., Park, K., & Kim, B. (2017). Effects of a Peer-Delivered Health-Promoting Exercise Program for Community-Dwelling Elders. Research Journal of Pharmacy and Technology, 10(9), 3069-3073.
27. Kim, T. H., Kim, S. K., Kim, J. I., Kim, S., Lee, J., & Kim, B. (2018). Self-esteem of Older Adults Attending Senior Citizens Schools. International Journal of Pure and Applied Mathematics, 118(19), 291-302.
28. Kim, H., Kim, S. K., Kim, J. I., Kim, S., Jun, Y. S., & Park, K. (2018). The Converge Effects of the BeHaS Exercise Program on Health Status, Depression and Suicidal Ideation in Female Elderly Who Live Alone in Community. Journal of the Korea Convergence Society, 9(3), 111-119.
29. 김아린, 채명옥, & 전해옥. (2018). 한국 지역사회 노인의 신체활동 프로그램이 수면에 미치는 효과: 체계적 문헌고찰 및 메타분석. 한국산학기술학회 논문지, 19(3), 186-197.
30. 박금옥. (2019). 노인 당뇨병 베하스(BeHaS) 프로그램 개발과 평가. 충남대학교 대학원 간호학 박사학위논문.
31. 김태희. (2019). 베하스 프로그램이 고혈압 노인의 생리적, 심리적 요인과 자가간호행위에 미치는 효과. 충남대학교 대학원 간호학 박사학위논문.
32. 김지영(2020). 베하스프로그램이 대사증후군 위험노인의 건강행위에 미치는 효과. 충남대학교 대학원 간호학 박사학위논문.
33. 김종임. 김선애, 박금옥, 김지영, 이리나, 최시완, 구본정(2020).지역사회기반 참여연구를 활용한 베하스(BeHaS) 프로그램이 대사증후군 독거노인의 건강행위, 생리적 지수 및 자아존중감에 미치는 효과. Journal of Korean Academy of Nursing. 50(4) 571-581.
34. 김종임, 김지영, 박은옥, 박주아, 이리나, 박금옥, 최영희(2020). 베하스(BeHaS) 프로그램이 경로당 여성노인의 신체적 요인과 자아존중감에 미치는 효과: 예비연구, 한국융합학회논문지, 11(11). 373-383.
35. 김종임, 김선애, 김지영(2021). 독거노인을 위한 베하스프로그램을 활용한 지역사회기반 참여연구 리더경험에 관한 융합적연구. 한국융합학회논문지, 12(1). 293-303.

부록 3. 베하스(BeHaS) 프로그램과 베하스교육연구센터 연혁

2020년

- 2020.02.14. 1차 베하스(BeHaS) 연구세미나 개최, 베하스교육연구센터
- 2020.02.22. 2차 베하스(BeHaS) 연구세미나 개최, 베하스교육연구센터
- 2020.10.26.~11.12. 실버베하스 둘레길 건강걷기 사전교육3회개최, 천안시노인종합복지관

2019년

- 2019.06.20. 베하스(BeHaS)프로그램 소개강의, 합덕성당 성가정노인대학, 천주교 대전교구 노인사목부
- 2019.07.13. 실버베하스 프로그램 지도(천주교 대전교구 노인사목부 연수), 합덕유스호스텔
- 2019.09.06. ~11.15. 제7차 노인건강증진을 위한 실버베하스프로그램 강사교육, 천안시노인종합복지관
- 2019.09.08. 베하스(BeHaS)프로그램을 통한 건강한 신앙생활, 과천 말씀의 성모영보수녀회 피정의집
- 2019.09.23. 구강과 목의 근육강화운동 강의, 천안시노인종합복지관
- 2019.09.25. 베하스(BeHaS)프로그램을 통한 건강한 신앙생활, 용인 말씀의 성모영보수녀회 피정의집
- 2019.09.25. 행복한 베하스프로그램 맛보기, 용인 영보정신요양원
- 2019.09.27.~11.15.08. 주간의 베하스프로그램 운영, 천안시노인종합복지관 행복관
- 2019.10.09. 사제의 건강(천주교 대전교구 사제평생교육 3단계 2차연수), 공주 수리치골 피정의집
- 2019.10.22. 베하스프로그램과 건강한 신앙생활, 탄방동성당,천주교 대전교구 노인사목부
- 2019.11.21. 베하스프로그램과 건강한 신앙생활, 합덕성당 성가정노인대학, 천주교 대전교구 노인사목부

2018년

- 2018.01.07. 베하스프로그램 소개, 대전 용전동성당, 천주교 대전교구 노인사목부
- 2018.01.14. 대전 용전동성당 어르신중 베하스 프로그램 도우미 교육, 대전 용전동성당
- 2018.06.14. 충남대학교 간호대학 베하스교육연구센터와 천안시노인종합복지관 업무협약(MOU) 맺음
- 2018.06.14.~07.30. 8주간의 당뇨병 베하스(BeHaS)프로그램, 세종시 고혈압당뇨병센터
- 2018.07.02.~09.22. 12주간의 고혈압 베하스(BeHaS)프로그램, 세종시 고혈압당뇨병센터
- 2018.08.17.~09.20. 8주간 베하스(BeHaS)프로그램, 계룡아파트 경노당
- 2018.08.27. 대전시 기성복지관 2019년 4차 건강의 날 건강검진 협조, 기성종합복지관
- 2018.10.10.-12.12.12 주간의 신나는 베하스프로그램(어르신 심혈관건강증진사업), 천안시노인종합복지관
- 2018.11.21. 베하스(BeHaS)프로그램 소개 및 체험교육, 서산 동문동 성당, 천주교 대전교구 노인사목부
- 2018.11.26. 지역사회주민건강교육 프로그램 운영전략 논의, 우명보건진료소
- 2018.12.10. 건강증진을 위한 간호중재연구 워크숍, 베하스교육연구센터

2017년

- 2017.02.16. 실버베하스 운동프로그램 6차 강사교육, 천주교 대전교구 노인사목부
- 2017.05.12. 실버베하스 운동프로그램 6차 강사 재교육, 천주교 대전교구 노인사목부

- 2017.04.12. 실버베하스프로그램 특강 1시간, 도고성당 궁전어르신 대학, 천주교 대전교구 노인사목부
- 2017.04.17. 노인의 건강과 신체활동(실버베하스프로그램) 대전교구 노인사목부 교사학교, 가톨릭문화회관
- 2017.08.30.~12.29. 신나는 베하스프로그램, 대전성모여자고등학교, 베하스교육연구센터
- 2017.11.28. 베하스프로그램 소개, 천주교 대전교구 노인사목부, 대전 대철회관

2016년

- 2016.02.18-19. 제5차 노인건강증진을 위한 실버베하스운동프로그램 강사교육. 가톨릭문화회관 4층 진리관 천주교 대전교구 노인사목부
- 2016.03.02. 제1기 보건진료소장 직무(보수)교육과정: 지역사회 신체활동 증진전략1(베하스프로그램소개). 대전 동국제강그룹연수원, 보건복지인력개발원
- 2016.03.03~04.21. 실버베하스프로그램 특강, 노은동성당 솔로몬대학. 천주교 대전교구 노인사목부
- 2016.05.12~07.12. 8주간 실버베하스프로그램, 천안 신부동성당, 천주교 대전교구 노인사목부
- 2016.05.17~ 09.17. 8주간 행복한 노년을 위한 실버베하스운동 특강 및 8주 베하스과정, 서울시 도봉구 창동노인복지센터
- 2016.08.02.~08.25. 실버베하스프로그램(4주 주2회), 대전시 다기능노인종합복지관
- 2016.12.18. 실버베하스프로그램 특강, 천안시 청당동 성당, 천주교 대전교구 노인사목부

2015년

- 2015.04.18. 3차 실버베하스프로그램 강사재교육, 충남대학교 간호대학 311호, 천주교 대전교구 노인사목부
- 2015.05.07.~07.09. 7차 실버베하스프로그램 8주 시행, 둔산동성당 요한대학, 천주교 대전교구 노인사목부
- 2015.06.01. 노인사목부교사연수(베하스운동), 성남동 청소년교육원, 천주교 대전교구 노인사목부
- 2015.07.26. 4차 실버베하스프로그램 강사재교육, 제주도 이시돌 요양원, 베하스교육연구센터
- 2015.10.01.~12.01. 8주간 실버베하스프로그램, 대전시 궁동성당 지혜대학, 천주교 대전교구 노인사목부
- 2015.12.02. 15:10-18:00 관절염 베하스운동 프로그램, 제1기 신규보건소장 연수과정, 보건복지인력개발원
- 2015.12. 23. KBS 생노병사의 비밀, (만성통증) 베하스 프로그램 소개(KBS TV), 궁동성당 베하스운동프로그램 촬영

2014년

- 2014. 3.18.~05.20. 8주간 베하스프로그램 시행, 대흥동성당 성요셉 시니어대학, 천주교 대전교구 노인사목부
- 2014.10.10.-12.12. 8주간 실버 베하스프로그램 시행, 진잠성당 성요셉대학, 천주교 대전교구 노인사목부
- 2014.10.15. 생명을 살리는 건강한 신앙생활-베하스운동과 H.A.T.프로그램, 광주 살레시오 수녀회 피정의 집 가톨릭학교 교장선생님 연수교육, 한국가톨릭학교법인연합회
- 2014.11.05. 사제평생교육 3단계연수(신앙을 바탕으로 하는 건강), 정하상교육회관, 천주교 대전교구
- 2014.12.22. 노인사목부의 실버베하스운동 프로그램 대담, 대전 평화방송 스튜디오, 대전교구 노인사목부, PBC 대전평화방송

2013년

- 2013.02.21.-02.22. 제4회 실버베하스 운동프로그램 강사교육, 충남대학교 간호대학 311호, 천주교 대전교구 노인사목부
- 2013.05.02. 신앙과 건강을 위한 베하스프로그램과 H.A.T프로그램, 마산교구 성지여자고등학교성당, 한국 천주교 주교회의 교육위원회
- 2013.07.08.-07.09. 3차 실버베하스 운동프로그램 교육, 교구청, 천주교 대전교구 노인사목부
- 2013.08.19. 제1차 실버베하스 운동프로그램 강사재교육, 충남대학교 간호대학 강의동 2층, 천주교 대전교구 노인사목부
- 2013.09.25.-11.27. 제4회 실버베하스 운동프로그램, 전민동 성당 샛별대학, 천주교 대전교구 노인사목부
- 2013.10.18. "가톨릭 학교와 신앙의 해" 베하스(BeHaS)프로그램 소개, 부산 분도 은혜의 집, 전국 가톨릭학교 교감선생님(사)한국가톨릭학교법인연합회.
- 2013.11.03. 한국가톨릭간호사협회피정, 청주 꽃동네병원 연수원, 한국가톨릭간호사협회
- 2013.12.16. 제2차 실버베하스 운동프로그램 강사재교육, 충남대학교 간호대학 315강의실, 베하스교육연구센터

2012년

- 2012.02.06.-02.07. 제3회 실버 베하스운동프로그램 강사교육, 유성성당, 천주교 대전교구 노인사목부
- 2012.03.08.-05.03. 실버베하스 운동 프로그램, 월평동 성당 평화성서대학, 천주교 대전교구 노인사목부
- 2012.03.15. 충남대학교 간호대학 베하스 교육연구센터 설립, 초대 센터장: 김종임교수
- 2012.04.18. 천주교 대전교구 노인사목부와 충남대학교 베하스 교육연구센터 협약체결(협약서) 천주교 대전교구 교구청, 백현바오로 노인사목부 전담 신부님, 김종임 베하스교육센터장, 천주교 대전교구 노인사목부, 베하스교육연구센터
- 2012.05.22. 노인간호강좌(베하스 소개), 대흥동성당 성요셉시니어대학, 천주교 대전교구 노인사목부
- 2012.09.21-11.16. 2차 실버베하스 운동프로그램 8주과정 대상자교육, 천주교 대전교구 교구청, 천주교 대전교구 노인사목부
- 2012.10.01-11.30. 제7차 암극복 베하스운동프로그램 개최(유방암생존자중심으로)충남대학교병원 암센터, 베하스교육연구센터, 대전지역암센터 2층 강당
- 2012.12.04. 신앙안에서 건강을 찾는 베하스(BeHaS)운동 프로그램특강, 천주교 대전교구 문화회관 대전교구 여성연합회 회원, 김종임교수, 천주교 대전교구 여성연합회

2011년

- 2011.04.09.~04.10. 1차 행복한 삶을 위한 실버 베하스 강사교육 프로그램, 제주도 이시돌 요양원 간호사 및 직원교육, 베하스연구회
- 2011.05.12.~07.14. 6차 암 극복 베하스 운동프로그램, 대전지역암센터 강당, 충남대학교병원 대전지역암센터
- 2011.09.19.-11.14. 실버베하스 운동 프로그램실시, 유성구종합사회복지관, 대전 영시니어 아카데미1기 졸업생, 유성성당

2010년

- 2010.03.20. 저서 "베하스 프로그램으로 유방암을 극복하기" 발간(충남대학교 출판부), 저자: 김종임, 민효숙, 박선영, 전영숙, 임정선

- 2010.07.06. 노인의 건강관리를 위한 실버베하스 운동프로그램 지도자교육, 충남대학교 간호대학 411호실(강사: 김종임교수, 김선애교수), 베하스연구회
- 2010.06~09월(8주). 제5 암 극복 베하스 운동프로그램 시행, 대전지역암센터

2009년

- 2009.05.28~07.30.(8주) 제4차 암극복 베하스운동프로그램, 대전지역암센터 2층 강당, 충남대학교병원
- 2009.06~09(8주) 제5차 암 극복 베하스 운동프로그램, 대전지역암센터 2층 강당, 충남대학교병원
- 2009.07.15. 퇴행성 관절염 관리와 베하스프로그램 소개, 대전 평화방송
- 2009.07.22. 베하스프로그램 개발, 책, 프로그램, 김종임교수, 대전평화방송
- 2009.09.12 대전교구 주보, 멋진 노년의 관절건강을 위한 베하스(BeHaS)운동 프로그램, 김종임교수

2008년

- 2008.02.17. 가톨릭신문: 베하스 운동프로그램이 실리다(오혜민기자)
  내용: 베하스운동 펼치는 충남대학교 간호학과 김종임 교수, "진정한 행복과 건강을 위해" 스트레스 풀고 자존감 높이는 운동, 준비운동-본운동-마침운동 단계로 참 행복 위해 몸, 마음의 건강다스려. 베하스(BE Happy And Strong)운동.
- 2008.03.13.-04.24. 2008년 서울대교구 명동주교좌 성당 문화강좌, 골관절염을 가진 장년 및 노인을 위한 실버베하스 운동프로그램 개최, 명동성당 범우관 701호, 강사: 김종임교수
- 2008.04.11-04.14. 제1차 대전지역암센터 베하스강사교육 및 서포터즈교육, 충남대학교병원 대전지역암센터 2층 강당, 강사: 김종임교수, 충남대학교 병원 대전지역암센터
- 2008.04.17.-06.26. 제2차 암극복 베하스 운동프로그램 개최(유방암 생존자 중심으로), 대전지역암센터 2층 강당, 강사: 김종임교수, 김순임교수님, 충남대학교 병원 대전지역암센터
- 2008.06.13. 장·노년층의 힘찬 건강을 위한 실버 베하스(BeHaS) 운동프로그램, 정읍, 신태인성당(김봉술신부님), 강사: 김종임교수
- 2008.06.26.-08.21. 제3차 암극복 베하스 운동프로그램 개최(유방암 생존자 중심으로), 충남대학교 병원 대전지역암센터
- 2008.07.08. 10:00~12:30 전주교구, 신태인성당(김봉술신부님), 실버베하스 운동프로그램 소개, 천주교 수류성당, 강사: 김종임교수,
- 2008.07.13. PBC 서울 평화방송, 날마다 행복충전에서 베하스 프로그램 소개, PBC 서울 평화방송, 김종임 교수(탈리다쿰 센터 자문위원, 서울교구 강혁준신부님소개)
- 008.08.08-10.18. (8주간 주 1회), 명동 실버베하스 운동 프로그램(서울교구 강혁준신부님): 명동성당 범우관 701호, 강사: 김종임교수
- 2008.08.12. 골관절염을 가진 노인을 위한 실버 베하스 운동 프로그램 특강, 서울우리은행본점 강당(서울교구 노인사목부 주최), 강사: 김종임교수

2007년

- 2007.03.07-04.25. 1차 실버베하스 운동프로그램, 천안시 보건소(성정동), 천안시 보건소
- 2007.03.30. 기쁨 가득 베하스운동, 변동 올리베따노베네딕도수녀원
- 2007.05.02.-06.27. 2차 실버베하스 운동프로그램, 천안시 보건소(성정동)
- 2007.05. 기쁨 가득 베하스(BeHaS) 운동, 부산 올리베따노 수녀원 수녀님, 강의: 김종임교수
- 2007.07.02. 자살예방과 생명사랑프로그램으로 베하스운동 프로그램 발표, 서울프레스센터 19층 기자회견실, 제7차 가톨릭포럼참석자김종임교수, 가톨릭포럼

- 2007.07.04.-08.29. 3차 실버베하스 운동프로그램, 천안시 보건소(성정동)
- 2007.07.02. 베하스소개 영상파일 제작. 탈리다쿰센터, 제작: 서울교구 강혁준 신부님
- 2007.07.10. 베하스 프로그램 소개, 서울 평화방송,김종임교수, PBC 서울 평화방송
- 2007.09.05.-10.31. 4차 실버베하스 운동프로그램, 천안시 보건소(성정동)
- 2007.10.04. 베하스운동프로그램 발표, 자살예방 심포지엄, 수원교구 정자동성당,
- 2007.10.02.-11.20. 1차 암극복 베하스운동프로그램, 충남대학교병원, 대전지역암센터, 대전 진잠성당
- 2007.10.28. 배하스운동 프로그램 기사 실림, 평화신문
- 2007.11.02.-11.30. 골관절염가진 성인, 노인을 위한 베하스 운동프로그램 개최, 대전 진잠성당
- 2007.12.05. 1차 암극복 베하스운동 프로그램 수료 1기생 모임, 충남대학교 병원 보운홀

2006년

- 2006.02.02.- 02.03. 베하스운동 프로그램지도자교육, 천안시청 3층 중회의실, 천안시 보건소
- 2006. 02-05. 노인여성 시범 관절염 베하스운동교실, 천안시 보건소 3층 회의실, 천안시보건소
- 2006. 09-10. 베하스운동프로그램 개최, 천안시 보건소 별관(성정동), 천안시보건소
- 2006. 09.07-11.30.(12주) 제75기 중장년 관절건강관리를 위한 베하스 운동프로그램, 명동성당 범우관 701호, 명동성당 문화강좌, 서울대교구 명동성당.
- 2006.10.29. 노인, 장년을 위한 관절건강운동 피정(베하스 운동), 경기도 의정부교구 봉일천 성당
- 2006.11.11. 보건간호사 보수교육- 관절염 베하스 운동(보건간호사회), 천안시 시민회관 소강당
- 2006.11.16. 천안시 보건소 마을건강원 교육(관절염 베하스 운동 의 효과), 천안시 보건소
- 2006.11.17. 마을건강원 교육(관절염 관리와 베하스 운동프로그램), 진천군 보건소

2005년

- 2005.05월 심무도 개발자 이용원선생님께 심무도의 명상무예를 연구에 사용 허락받음
- 2005.06월 베하스(BeHaS)운동 프로그램 개발(초기단계): 충남대학교 간호학과 김종임교수
- 2005.09-12월(12주) 골관절염 중장년여성을 위한 베하스 운동프로그램, 대전시 서구 우명보건진료소

2004년

- 2004.08월 가톨릭공동체에 적합한 운동에 대한 논의가 있었음. 가톨릭 심무도에 관한 내용을 들었음, 서울 탈리다쿰센터, 강혁준신부님, 김종임, 권명안
- 2004.11.25.~2005.04.30. 심무도 모임, 충남대학교 4층 간호학 실습실과 가람아파트 지하 운동실 이용헌(운허)선생님 지도

부록 4. 2020 충남대학교 간호대학 베하스 교육연구센터 조직

임기: 2020.01.01.~2020.12.31.

센 터 장: 김종임 교수(충남대학교 간호대학)
부센터장: 송영신 교수(충남대학교 간호대학)
총 무: 김선애 교수(한국교통대학교 간호학과)
감 사: 안숙희 학장(충남대학교 간호대학)
서 기: 김지영(박사과정생)

연구 및 자문위원: 가나다순(17명)
김선경 (목포대학교 간호대학 교수)
김선애 (한국교통대학교 간호학과 교수)
김순임 (전 경성대학교 교수)
김현주 (한국교통대학교 간호학과 교수)
남미라 (군산간호대학교 교수)
민신홍 (백석대학교 간호학과 교수)
민효숙 (충남대학교 병원 간호과장)
박금옥 (우송대학교 간호학과 교수)
김태희 (중부대학교 간호학과 교수)
박선영 (충남대학교병원 간호사)
서은희 (초당대학교 간호학과 교수)
송향영 (전 우명보건진료소 소장)
이안례 (천안시노인종합복지관 부장수녀님)
원효진 (백석문화대학교 교수)
이지현 (경운대학교 간호대학 교수)
장옥자 (혜전대학교 간호학과 교수)
전영숙 (우송정보대학교 의무기록과 교수)
최지연 (김천대학교 간호학과 교수)

연 구 원:
김유미 박사수료생, 임정선 박사수료생
김지현 박사과정생, 박주아 박사수료생
김지영 박사과정생, 이리나 석사과정생